佐賀学ブックレット⑦

佐賀藩の医学史

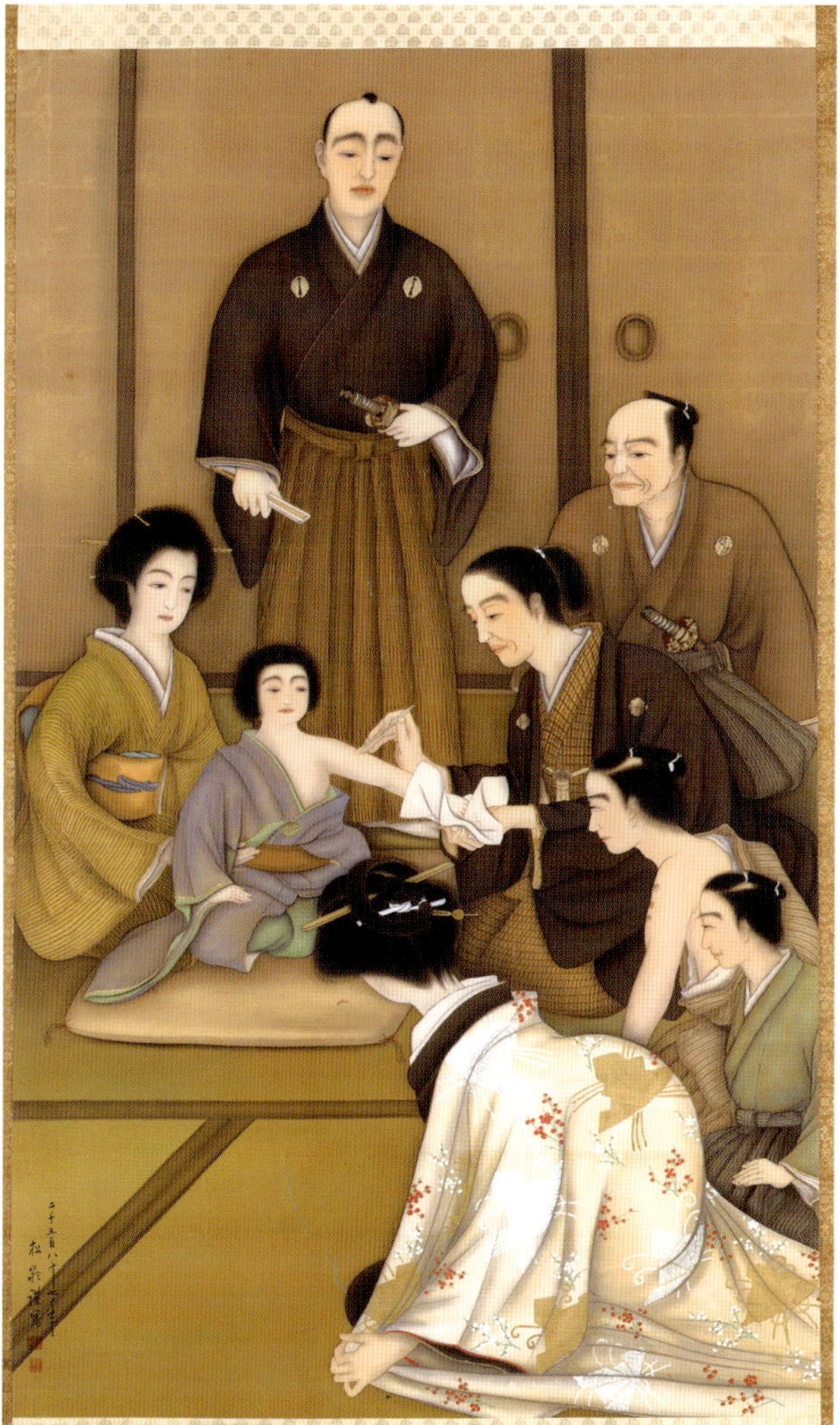

陣内松齢筆「閑叟公於御前世継子淳一郎君種痘之図」
（佐賀県医療センター好生館所蔵）

青木歳幸

海鳥社

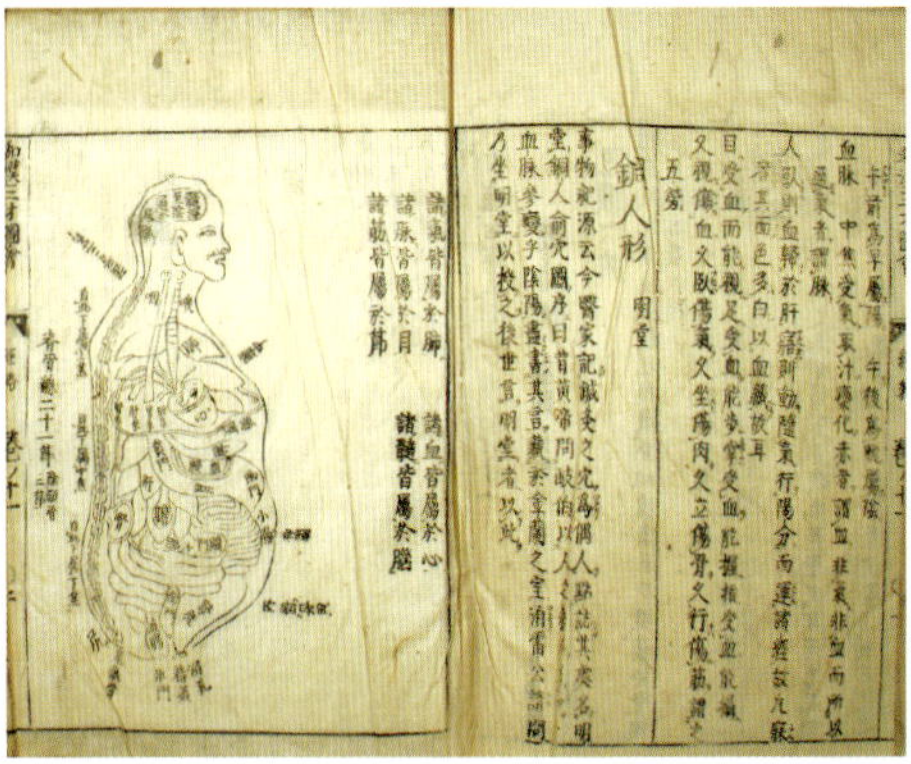

『和漢三才図会』にみる五臓六腑図（佐賀大学附属図書館小城鍋島文庫所蔵）

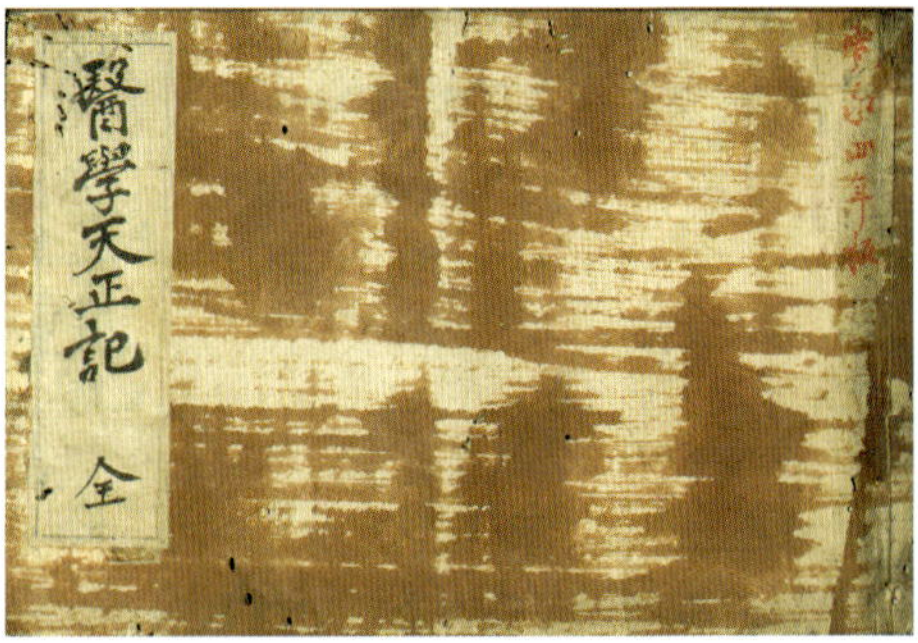

漢方医学の代表的診療記録『医学天正記』（野中烏犀圓家所蔵）

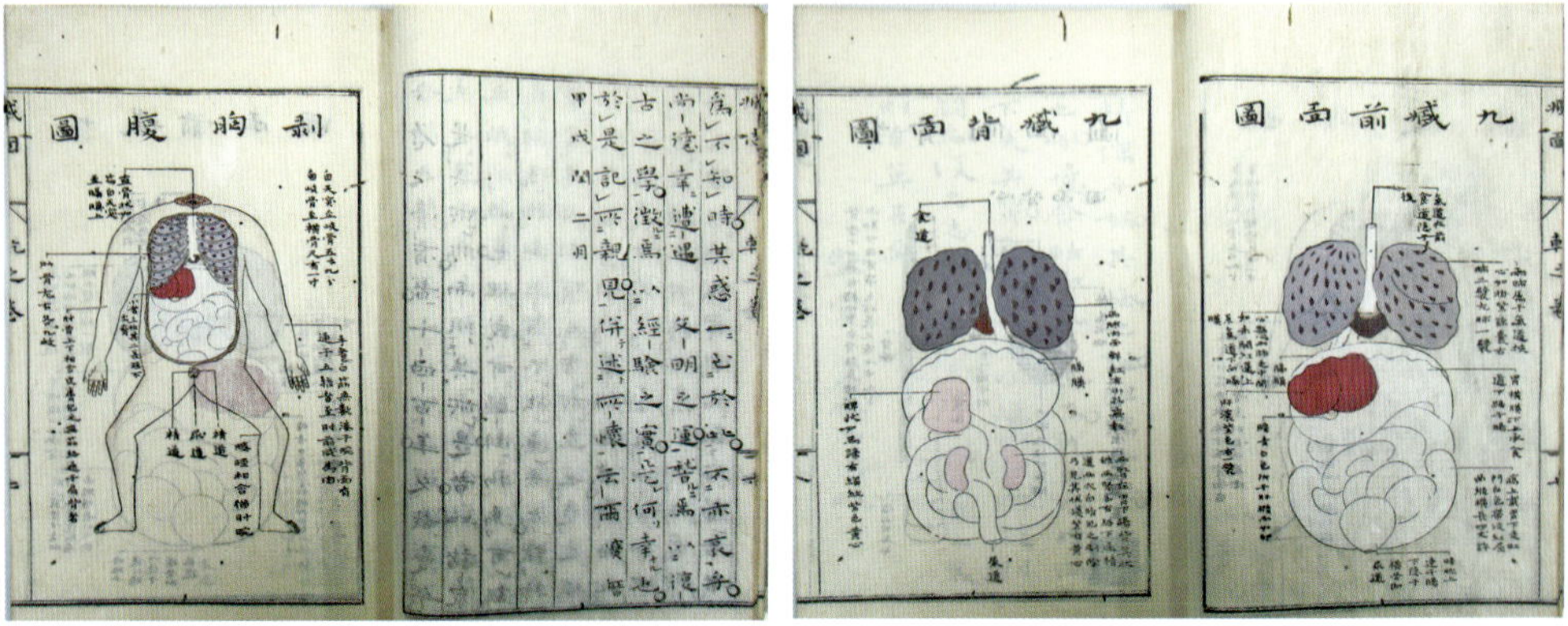

山脇東洋による日本人最初の解剖図『蔵志』（宝暦 9 年〔1759〕刊、野中烏犀圓家所蔵）

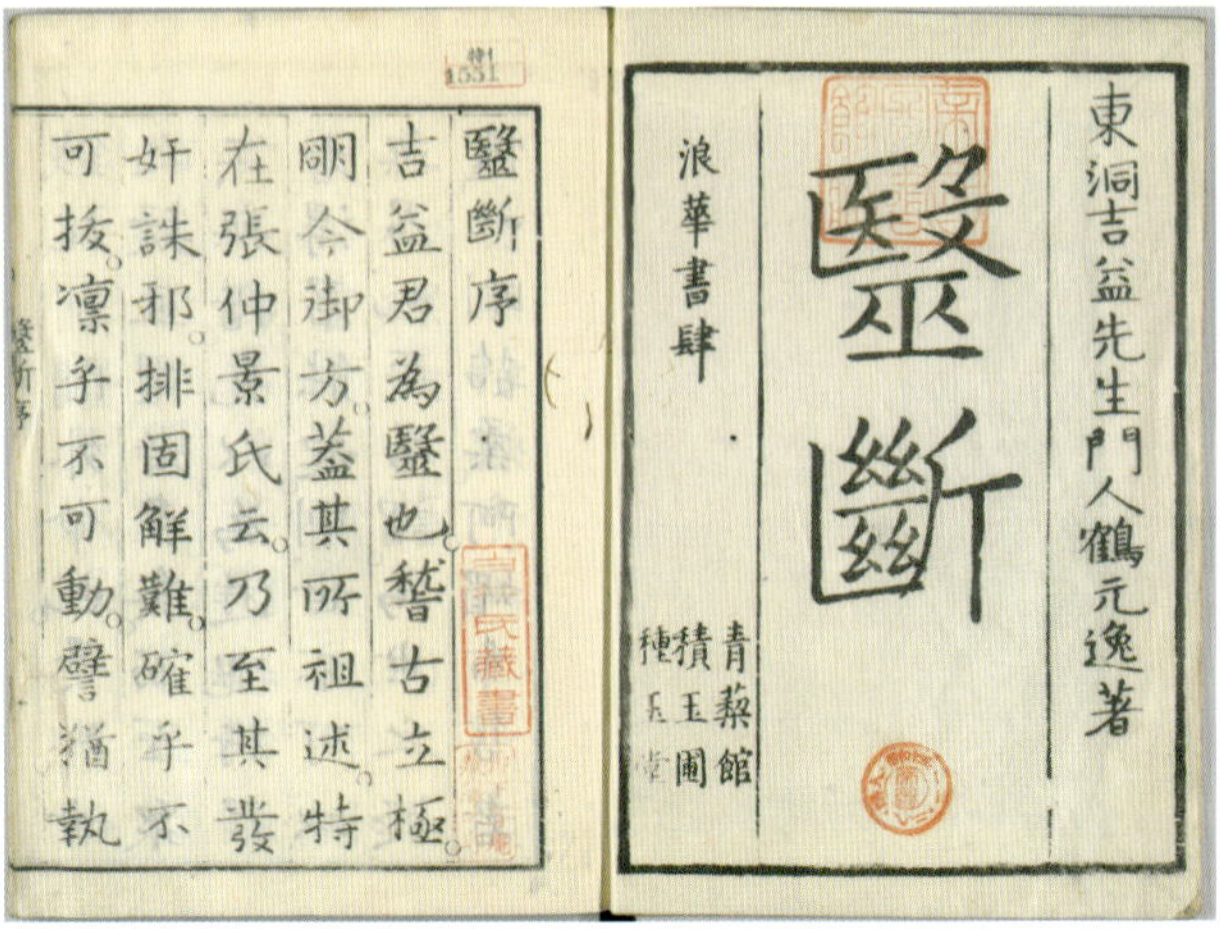

多久出身の東洞門人鶴田元逸が師説をまとめた『医断』(国立国会図書館所蔵)

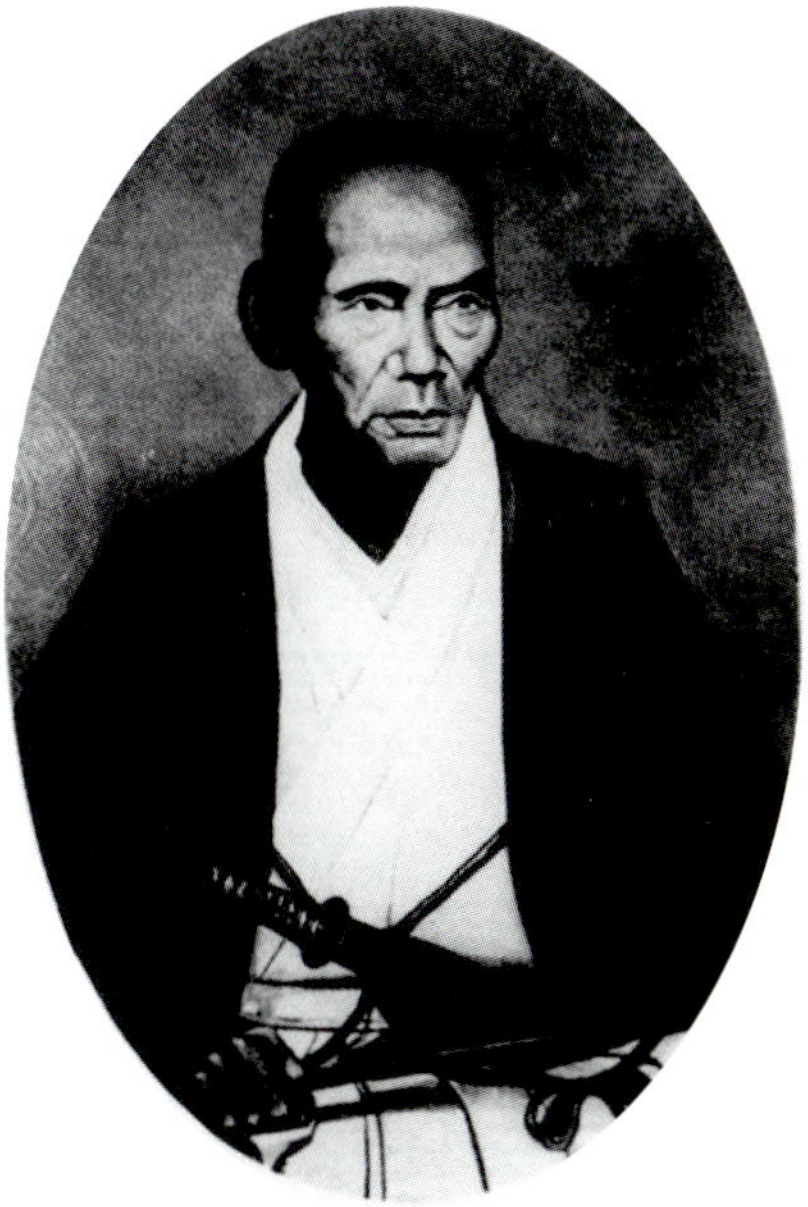

佐賀出身蘭方医伊東玄朴
（伊東榮『伊東玄朴伝』、
国会図書館所蔵）

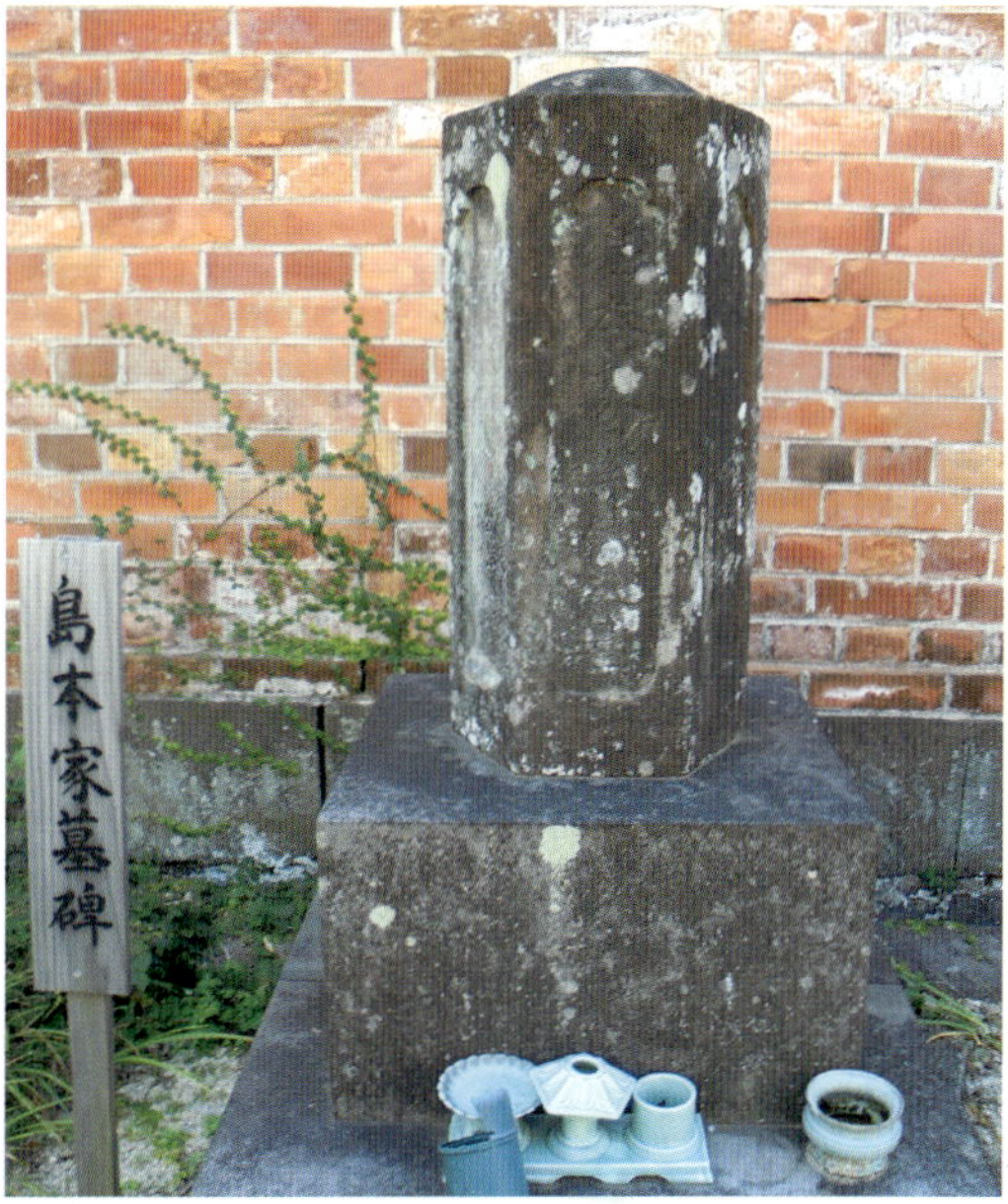

島本良順家の墓（佐賀市柳町専福寺）。
良順は佐賀藩の蘭学の先駆者で医学寮
の寮監として門人を育てた。

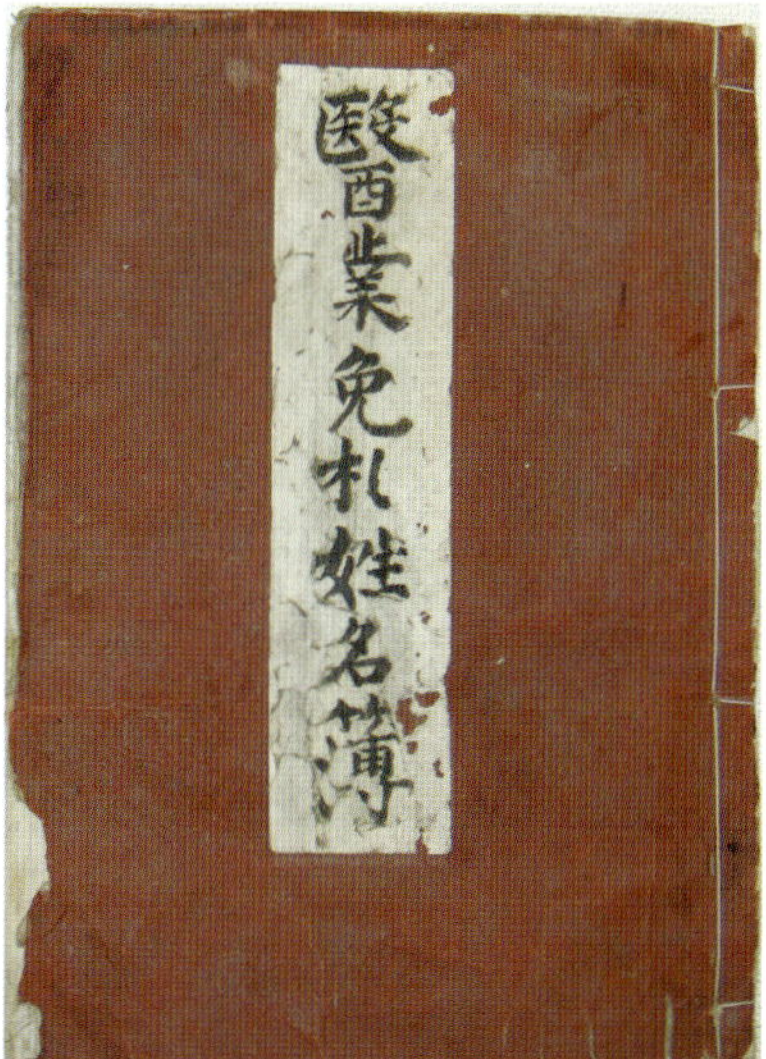

佐賀藩全領内医師へ開業免許を
与えた名簿（佐賀県医療センタ
ー好生館所蔵）

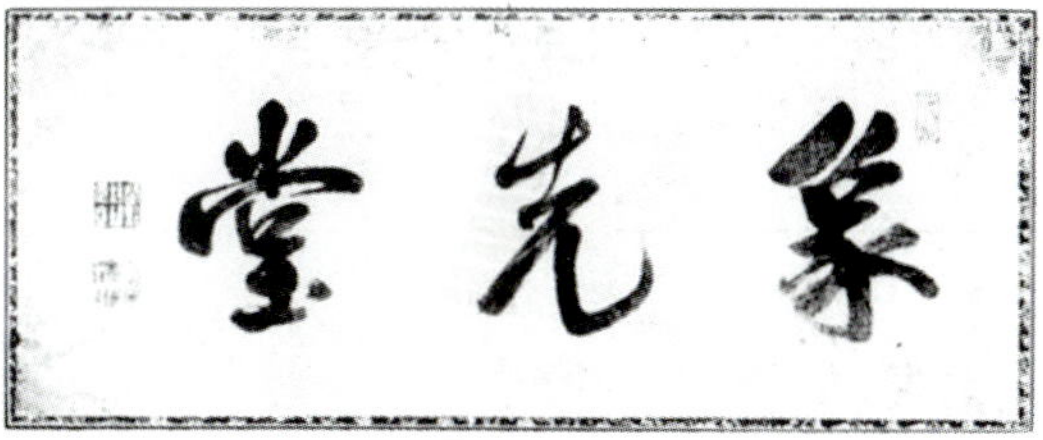

伊東玄朴が江戸で蘭学塾象先堂を創設したとき、
塾に掲げられた額（伊東榮『伊東玄朴伝』、国
会図書館所蔵）

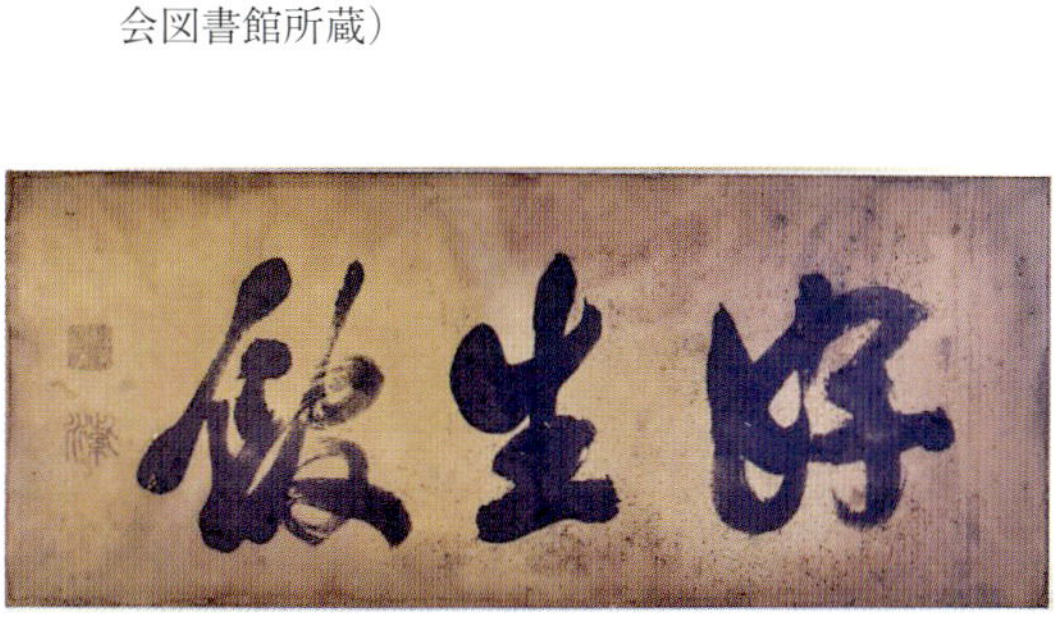

天保５年（1834）の医学寮創設にあたり藩主鍋
島直正から下賜された「好生館」扁額（佐賀県
医療センター好生館所蔵）

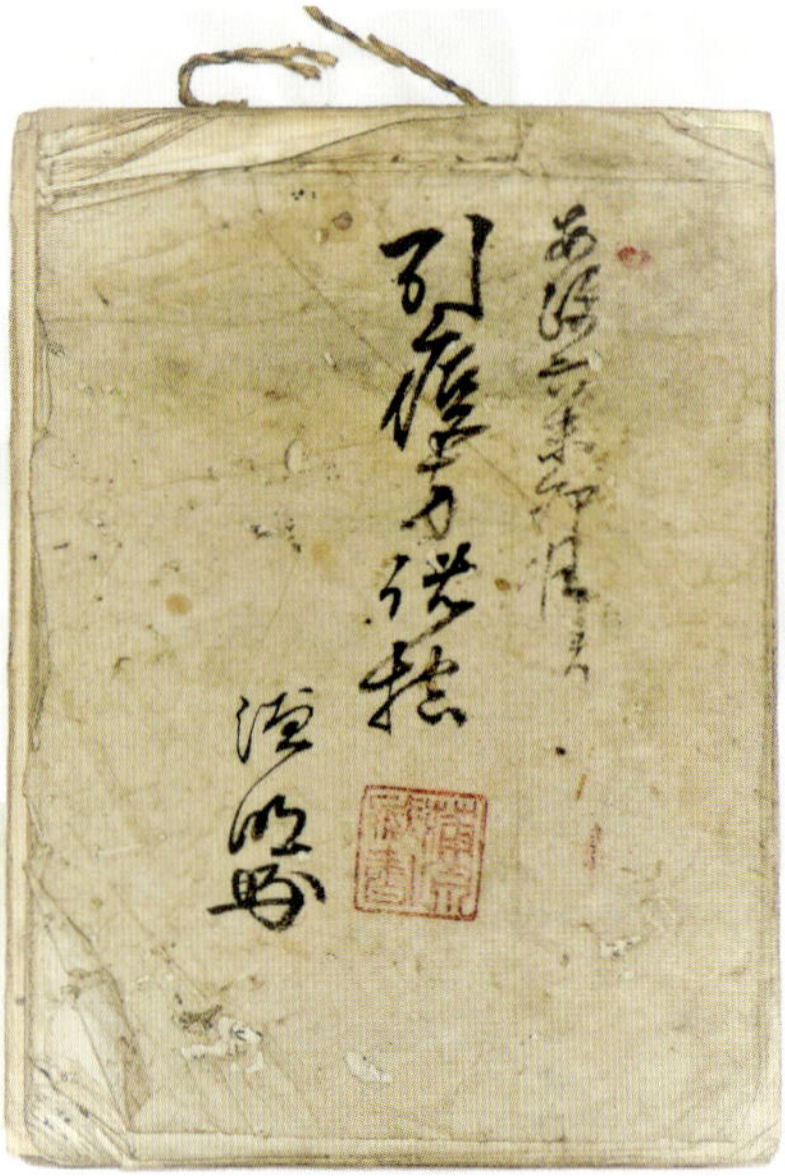

佐賀藩の引痘方医師松尾徳明が残した
種痘記録（佐賀県立博物館所蔵）

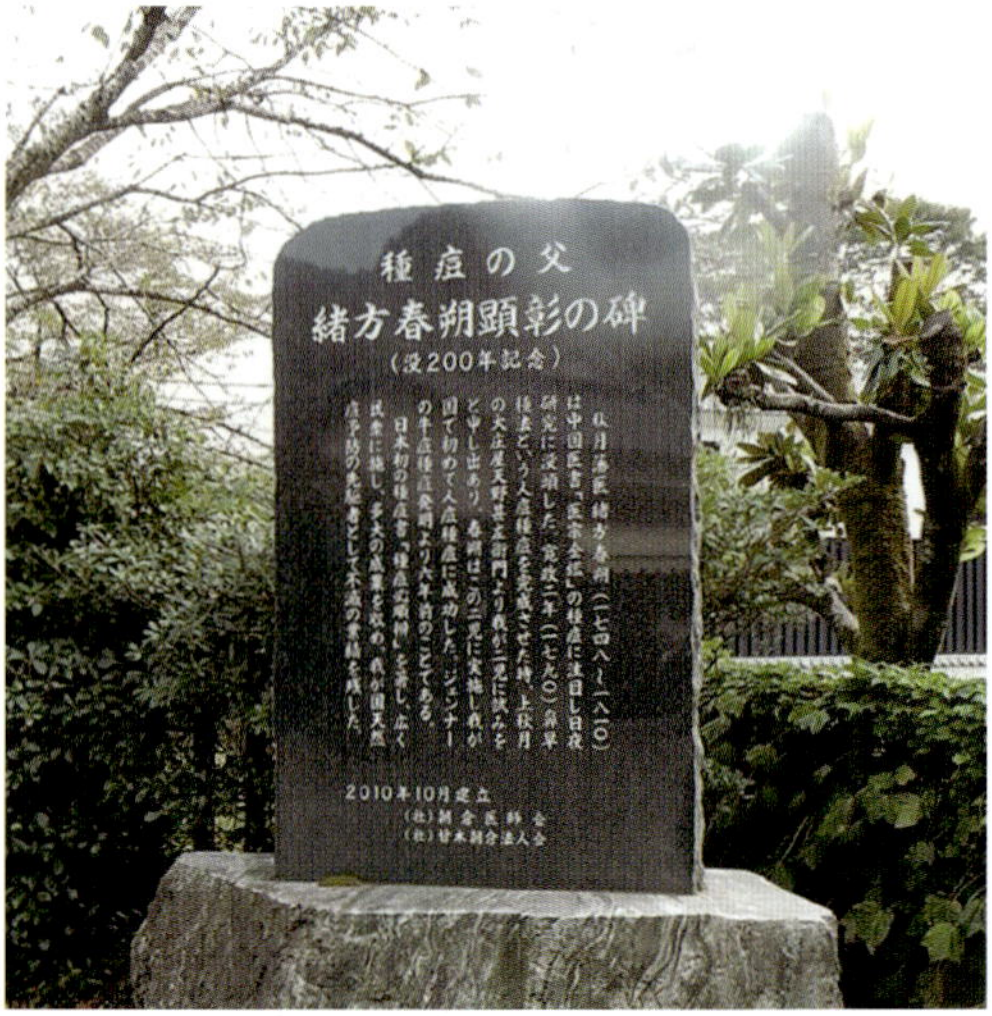
種痘の父
緒方春朔顕彰の碑
（没200年記念）
2010年10月建立

我が国で初めて人痘種痘法を成功させた
緒方春朔顕彰の碑（朝倉市秋月）

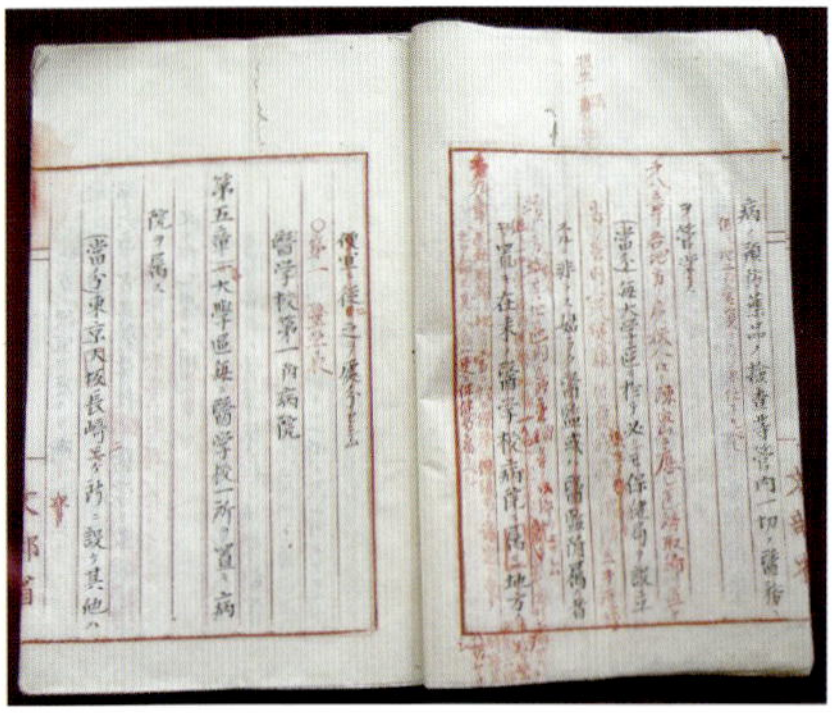

相良知安が起草した『医制略則』
（佐賀県立図書館所蔵）

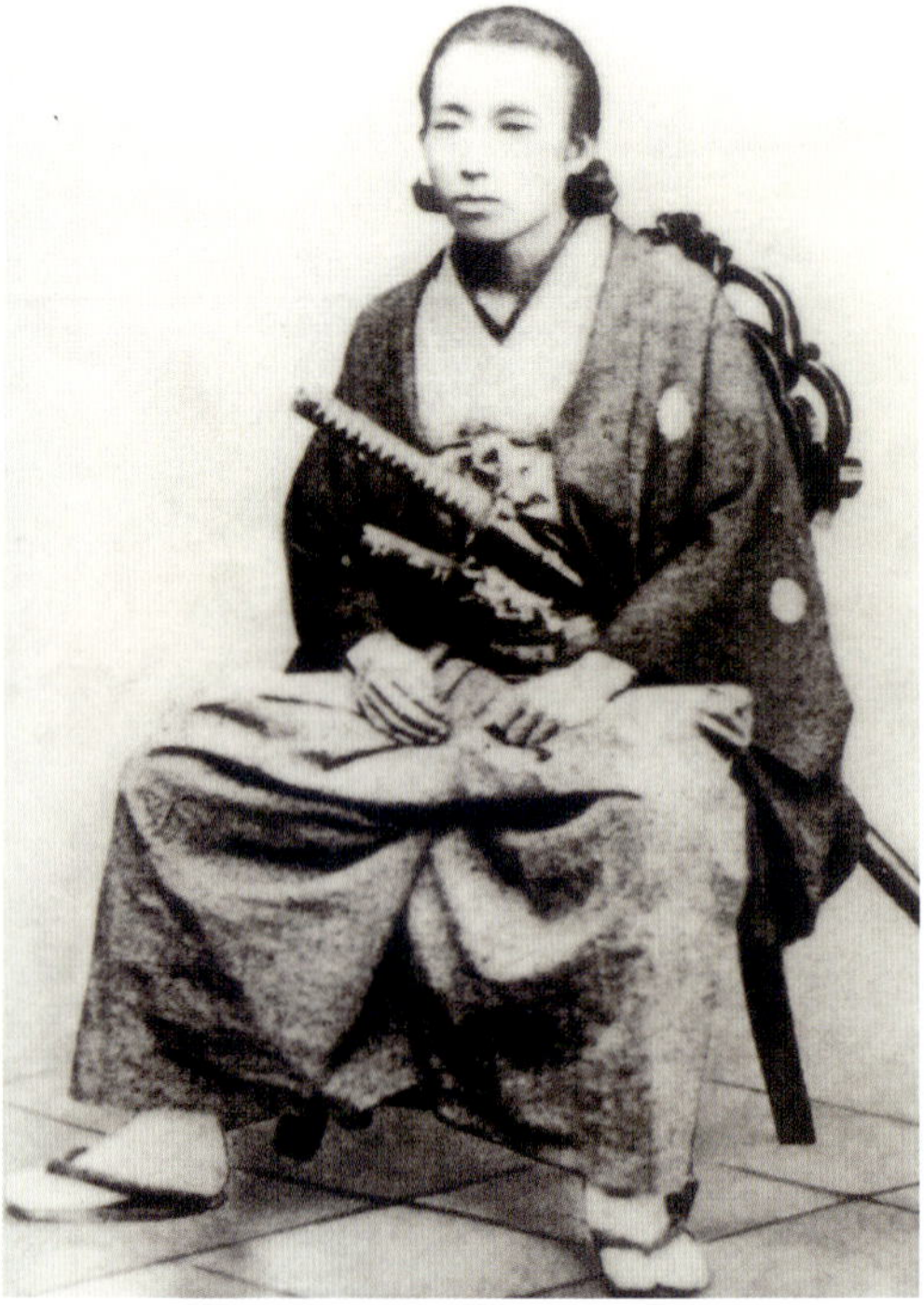

幕末の頃の相良知安（相良家所蔵）

まえがき――佐賀の地域特性から

幕末期の佐賀藩では、西洋軍事改革をすすめ、鉄製大砲鋳造のための反射炉を築造し、精煉方において蒸気船や蒸気機関車の製造研究をするなど、西洋科学技術を積極的に導入し、我が国の近代化を先進的に担ったことはよく知られている。

医学においても、医師開業のための国家試験ともいうべき医業免札制度を開始し、天然痘予防のための牛痘種法の導入に我が国で最初に成功し、全国へ普及させた。また藩立医学校である好生館で西洋医学を強制的に研修させるなど、我が国の近代医学への転換を推進する制度を先進的に導入していた。

なぜ、このようなことが可能になったのか。その佐賀の地域特性を示すキーワードの一つに、文化受容における先進性をみることができる。大陸に近いという地理的要因により、約二六〇〇年前の菜畑《なばたけ》遺跡（唐津市）は我が国最古の稲作遺跡で、弥生時代の吉野ヶ里遺跡（吉野ヶ里町）は我が国最初期の青銅器鋳造遺跡である。戦国末期の朝鮮出兵により連れて来られた陶工らにより、我が国最初の磁器である有田焼の生産が開始された。

江戸時代に、佐賀藩は三五万七〇〇〇石を領し、鎖国政策の展開にともなう長崎警備を福岡藩に続いて、寛永一九年（一八四二）に命ぜられた。そのうえ、長崎湾内の伊王島、神ノ島、高島なども佐賀藩領であったため、独自に対外警備を充実する必要があった。佐賀藩は江戸時代を通じて、幕府の直轄地長崎以外では、いわば最も西洋に近い藩として、西洋諸国の動向に敏感にならざるを得なかった。このことが、幕末期における積極的な西洋科学技術や医学・学術文化導入につながったと考えている。

文化導入の先進地・発信地佐賀というキーワードで、幕末期だけでなく、江戸時代前期からの医学史を、時代の変化とともに通観することで、新たな佐賀藩医学史がみえてくるのではないだろうか。

そういう問題意識をもって、佐賀藩の医師らが近代医学への形成に果たした役割と歴史を明らかにしたいというのが本書のねらいである。

佐賀藩の医学史◉目次

西洋医学との出会い

佐賀藩医学教育の普及

幕末期佐賀藩の医学教育

種痘の導入と普及

近代医学・薬事制度と佐賀藩

江戸時代前期佐賀藩の医学

名医曲直瀬道三・玄朔

戦国時代末期に、中国からの医学を導入して、我が国の漢方医学を体系化した名医が、京都の医師曲直瀬道三《まなせどうさん》だった。道三は、若い時に相国寺の僧として関東へ下り、そこで田代三喜《たしろさんき》という医師に出会い、最新の中国医学の処方を教授してもらい、都に戻り還俗して医業に専念した。道三は、戦国武将や足利将軍家、天皇家などを診察し、名声を得た。さらに中国の主要な医学書から抜粋して病症と治療をまとめた『啓迪集《けいてきしゅう》』全八巻を著し、中国の最新医学を我が国へ初めて体系的に紹介した。

道三については、来日していたキリスト教の宣教師ルイス・フロイスが「日本の六十六カ国にいるすべての医師のうち、特に優れた三人の医師が都にいた。その三人のうち、道三と称する者が現在第一位を占めている」(『日本史』)と述べているほどで、その評価は高かった。

道三の医学をさらに発展させたのが道三の養子曲直瀬玄朔《げんさく》で、関白豊臣秀次や後陽成天皇などを治療して名声があがり、慶長一三年(一六〇八)徳川秀忠の治療のために江戸に招かれた。以後隔年で江戸と京都に居住するようになり、寛永八年(一六三一)江戸で没した。道三や玄朔らの医流を後世派《ごせいは》とよび、江戸時代前期医

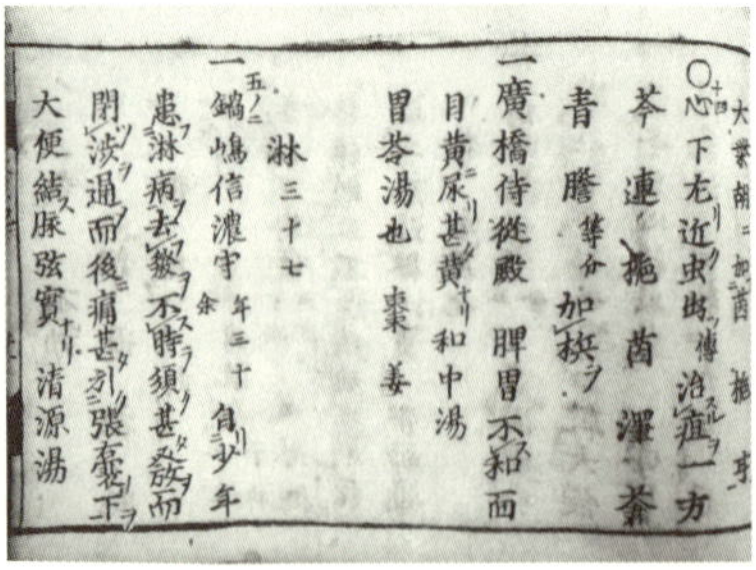

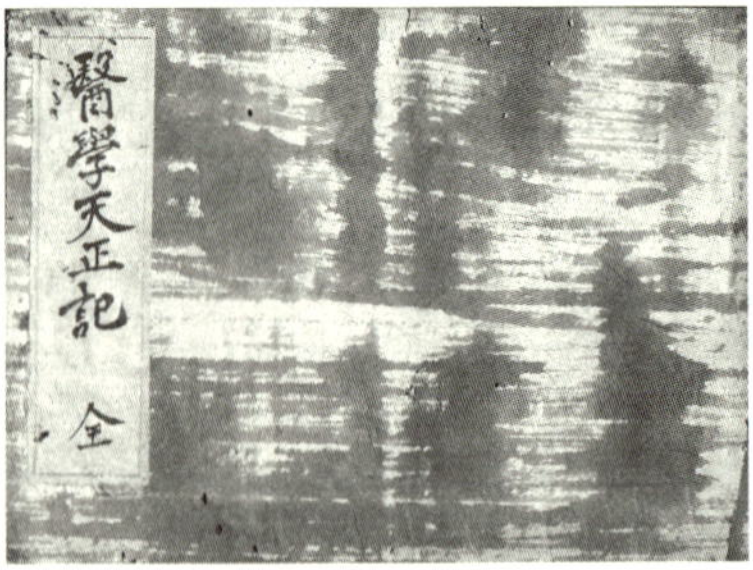

曲直瀬玄朔『医学天正記』。慶長一二年（一六〇七）成立、寛永四年（一六二七）版（野中烏犀圓家所蔵）。右から表紙、鍋島勝茂治療の部分

学の主流となった。

玄朔の診療と佐賀藩

玄朔は、二八歳からの三〇年間にわたる診療記録『医学天正記』を残した。玄朔が実際に診療した天皇・将軍・戦国武将や町人まで、患者三四九例（異本では最大九七九例など）の病状と処方を記載したものである。

ここに初代佐賀藩主鍋島勝茂の記録が二例登場する。一例目は、妊娠の部の慶長七年の記事で、鍋島信濃守の内室が妊娠し、産み月になって熱を出したので、玄朔の治療を受け、一〇月一一日に無事子供が生まれ、玄朔は妊婦への産後の頭痛治療に清栄湯《せいえいとう》などを与えたとある。この鍋島信濃守が鍋島勝茂で、勝茂の子のうち、一〇月一一日生まれは長男元茂だけなので、この鍋島信濃守の内室は元茂の母小西三右衛門女お岩のこととわかる。元茂はのち佐賀藩支藩の小城藩主となっている。

二例目は、勝茂が三十余歳の時、少年時から悩んでいた「淋病」の治療記録であり、「淋の部」に次の記事がある。

淋　三十七

一　五ノ二　鍋島信濃守（勝茂）年三十余　少年ヨリ淋病ヲ患フ、発ラ去フ、時ラ不ス、須ク甚タ発シテ渋ヲ閉ツ、通シテ後ニ痛ミ甚タ張囊ノ下ヲ引ク、大便結ス、脈弦実ナリ、清源湯　八正散ニテ　効ラ不ス、四物ニ　翹・通・梔《くちなし》（生也）各中倍・虎各小ヲ加テ効アリ、関元《かんげん》ニ灸ス　五　十　壮　膀胱《ぼうこう》ノ兪ヲ各五十壮

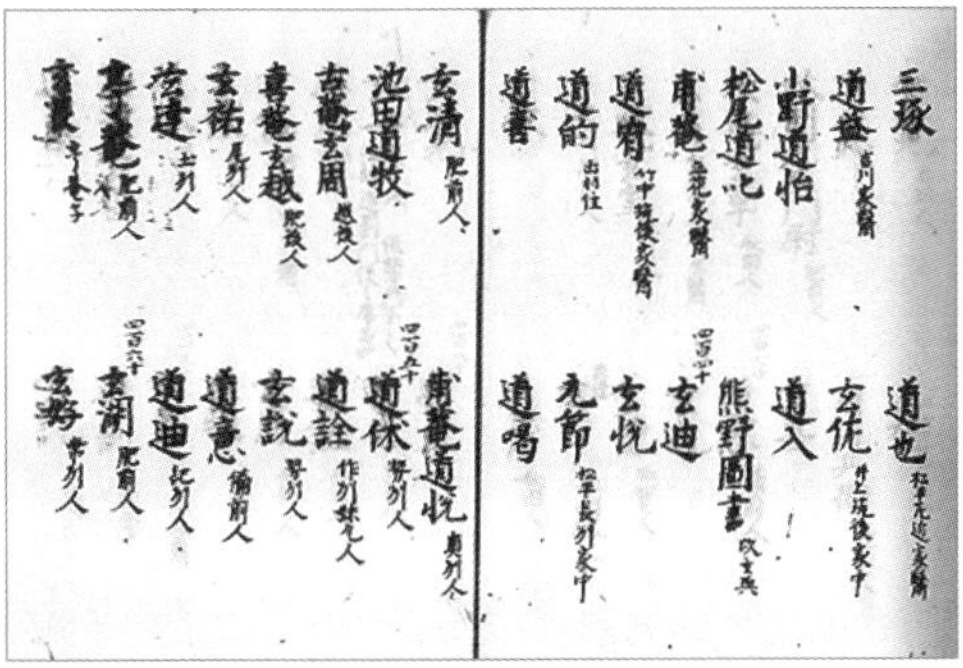

『當門弟之日記』（武田科学振興財団杏雨書屋所蔵）の一部。左から2行目に「亨庵肥前人　四百六十玄湖　肥前人」と見える

関元はへそ下三寸の灸のツボ。膀胱兪は膀胱炎などの場合の灸のツボのことである。鍋島勝茂が少年の頃より淋病に苦しんでいて、三十余歳の頃に、玄朔に治療を受けたとあるので、この診察は、慶長一五年以後のことで、玄朔の見立てによる淋病とは尿道炎のようなものなのだろう。種々の薬を調合され、効果があり、灸により健康になったとみられる。このような縁から、勝茂やその子元茂は、曲直瀬家の医療への信頼を高めていった。また勝茂やその父鍋島直茂は、南蛮貿易での宣教師との接触により、南蛮文化や中国・朝鮮文化など、先進文化を我が国に導入することに積極的であった。医学に関しても、最新知識を有する道三や玄朔への修学を藩医らへすすめたのだろうと推察できる。

『當門弟之日記』にみる肥前出身医師

道三と玄朔の門人は八〇〇人とも三〇〇〇人ともいわれていたが、『當門弟之日記』という曲直瀬家門人帳を精査すると五九九人の門人名が確認できた。出身国名が判明する二九五人を精査すると、肥前国（長崎県も含む）出身者は二八人、以下近江一八人、尾張一七人、京都一六人とつづき、肥前国出身者が圧倒的に多く、江戸初期から肥前国の医師は、当時最高の名医であった曲直瀬家に入門し、最新医学を学んでいたことがわかる。

門人帳に記載されている二八人の肥前出身者の名前を以下に記す。順番は筆者がつけ、〔　〕内は門人帳記載のままである（以下、特にことわりがない場合は同様とする）。

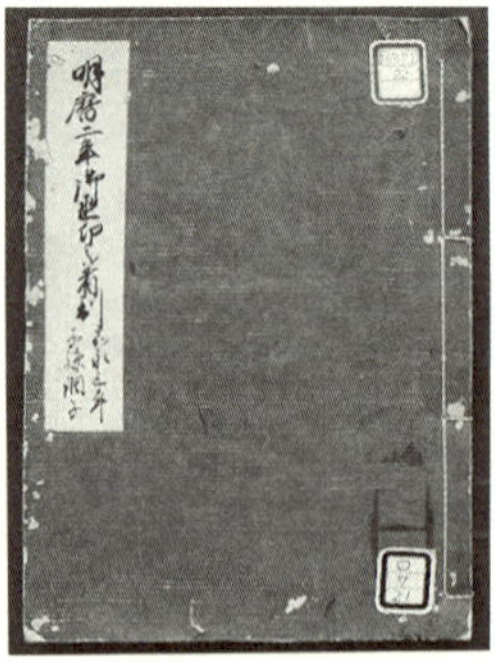

『明暦二年御直印之着到』（原資料は鍋島報效会所蔵、佐賀県立図書館寄託）

1牟田与右衛門尉〔肥前人〕、2良以〔肥前龍蔵寺人、号叙軒〕、3副田八蔵〔肥前人　号道茂〕、4玄朝〔龍蔵寺人〕、5勝蔵主〔肥前人〕、6了庵玄長〔長崎人〕、7策庵玄牧〔寺澤志摩守家医〕、8順盛改道仙〔鍋島家医〕、9道勢〔龍蔵寺人〕、10玄朝〔肥前人〕、11道暦〔肥前人〕、12道析、13玄碩〔肥前人〕、14亭庵〔肥前人〕、15玄湖〔肥前人〕、16玄良〔亭庵子〕、17角市兵衛〔肥前人〕、18林刑〔形〕左衛門尉〔肥前人〕、19道碩〔肥前人〕、20道益〔肥前人〕、21道仙〔肥前人〕、22玄悦〔肥前人〕、23三悦〔肥前人〕、24道盛〔肥前人〕、25道話〔肥前人〕、26玄竹〔肥前人〕、27道叔〔肥前人〕、28池田理兵衛〔肥前人、玄智證〕である。

松隈玄湖とその子孫

門人帳の一五番目の玄湖《げんこ》について、佐賀藩家臣の略歴帳である着到帳の一つ『明暦二年御《お》直印《じきいん》之《の》着到《ちゃくとう》（嘉永二年子孫調書）』を調べたところ、「同（知行）弐百五拾石　松隈玄湖　内切米五拾石、右玄湖ゟ《より》二代玄湖牢人初代ノ兄玄磋、紀伊守元茂之乞ニ依而、小城家中ニ成ル、玄磋より三代甫庵、綱茂公御代被召出、七代当時、甫庵也」とあり、玄湖は松隈玄湖という医師であったことが判明した。

この史料によると、曲直瀬家門人松隈玄湖は二五〇石（うち切米五〇石）取りの佐賀藩医としても有力な家で、以後、松隈家は代々佐賀藩医として仕えて、嘉永二年（一八四九）当時には、七代目松隈甫庵《ほあん》として仕えていること。また玄湖の兄玄磋の時から、小城藩主鍋島紀伊守元茂の乞いにより小城藩医となっていたことがわかる。

『葉隠聞書《はがくれききがき》』にも玄湖の名がある。それによれば、松隈玄湖の祖は松隈竜意といい、もと上方公家の出身で、佐賀藩を興した鍋島直茂（勝茂の父）に和歌を教えて

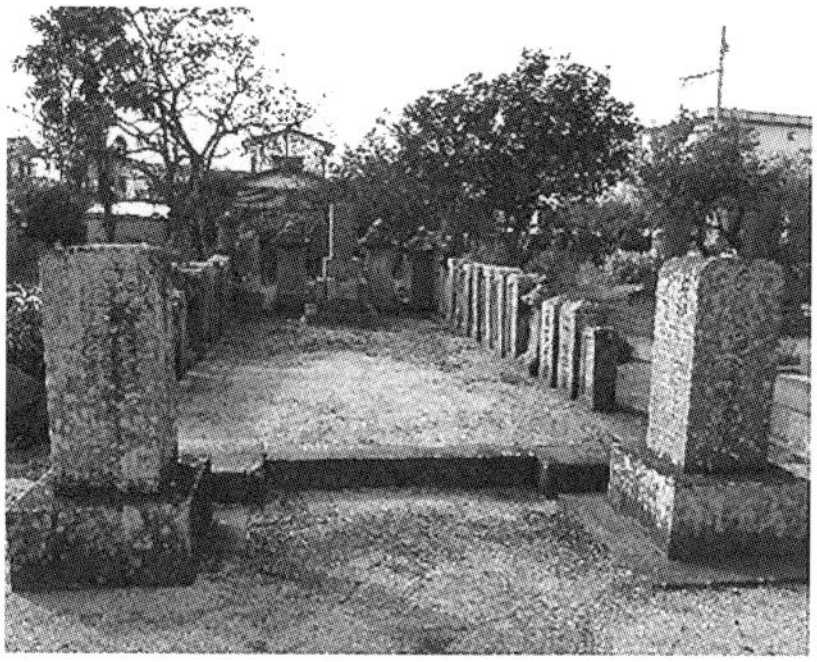

光円寺（佐賀市中の館町）にある松隈家墓地。前面の左が松隈甫庵墓碑で右が長男松隈元南墓碑。

鍋島家中になった。子孫の松隈玄湖と玄湖の兄玄碓は眼科と本道（漢方内科）の医術をもって、佐賀藩と小城藩にそれぞれ仕えた。また玄碓は亭庵ともいい、門人帳に記載されている一四番目の亭庵のことで、一六番目の玄良は亭庵の子であり、ともに松隈家一族であることが判明した。

佐賀藩医松隈家と小城藩医松隈家について、佐賀大学附属図書館所蔵の小城鍋島文庫の『小城藩日記』を調査してみると、同家はそれぞれ代々主要藩医家として活動しており、天保八年（一八三七）には、小城藩医松隈亭安が佐賀藩医松隈甫安（庵）の江戸出府に随行し、江戸での医学修業に出ていることがわかった。

松隈甫庵は、父らに医術を学んだあと、肥後の村井琴山《きんざん》と京都の吉益南涯《なんがい》に古方《こほう》派《は》医学を学んだ。古方派とは、中国漢代の医学書『傷寒論《しょうかんろん》』にもとづいて実証的な診療を行うべきとする医学流派である。帰郷後、甫庵は内科と眼科の名医として、一〇代佐賀藩主鍋島直正の侍医となった。

また、甫庵は『医学天正記』や『傷寒論』について研究を深め、多くの蔵書があり、佐賀市材木町の野中烏犀圓《うさいえん》家には、「甫庵蔵書」印のある旧蔵書が多く残されている。嘉永五年に没し、光円寺（佐賀市中の館町）に葬られた。

甫庵の長男元南が医業を継ぎ、藩主鍋島直正の侍医や、幕末に設立された好生館《こうせいかん》の教師となった。四男が川﨑家へ養子になり、万延元年（一八六〇）の遣米使節団に随行した川﨑道民《どうみん》である。

林家と牧家

一八番目の林形左衛門の父は、鍋島直茂が朝鮮から連れてきた林栄久《はやしえいきゅう》という医師

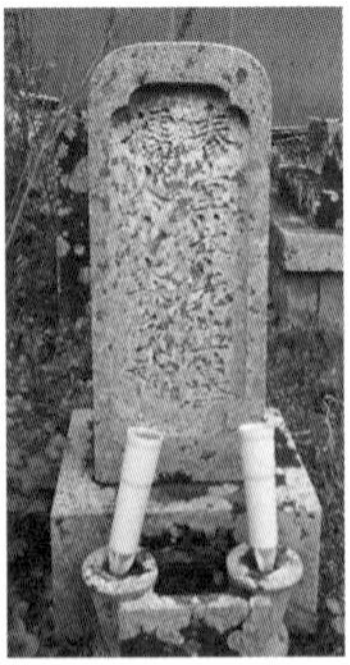

佐賀市呉服元町の称念寺にある牧春堂の墓。「春堂牧先生墓、孺人小森氏□」、左側面に妻の没年月日「明治三拾二年六月廿七日」、背面から右側面に碑文が刻まれている。

で、鍋島勝茂の代に利兵衛と改名した（『葉隠聞書四、四七一』）。林利兵衛へ小城藩主鍋島元茂が宛てた手紙の中で、芳林様（直茂室、元茂祖母）が濡れた床ですべり、腰を痛めたことを心配し、林利兵衛に芳林院の養生についての気遣いを頼んでいる書状が、小城市立歴史資料館に所蔵されている。

林形左衛門は二代佐賀藩主鍋島忠直に従い、寛永一二年（一六三五）に忠直の死に際して殉死している。以後、林家も代々佐賀藩に仕え、江戸時代後期には子孫の林梅馥《ばいふく》が外科医として活躍していた。

二一番目の道仙は、槇道仙といい、曲直瀬道三に学び、勝茂公の代に鍋島家に仕え、呉服町に住んだ。嫡男玄悦忠良は病身で、子孫がなかったため、二男新兵衛が医師生庵として、寛永一四年（一六三七）に勝茂公に仕えた。その孫が元盛といい、元盛の孫仲礼親民の時、牧と改姓した。江戸後期の藩医牧春堂の祖父である（『葉隠聞書校補』『佐賀県近世史料第八編第一巻』）。

江戸時代後期の藩医としての牧春堂《しゅんどう》は、『医業免札姓名簿』（佐賀県医療センター好生館所蔵）という佐賀藩領内の医師に開業免札を与えた名簿の嘉永四年一二月一六日の項目に、内科の水町昌庵《みずまちしょうあん》の次の二一番目に「内科牧春堂」と記されているほどの有力な藩医となっていた。

以上のように、江戸前期曲直瀬家において、当時我が国で最高レベルの医学を学んだ松隈玄磋や玄湖、林形左衛門、牧道仙とその子孫は、代々佐賀藩や小城藩で主要な藩医家を務め、江戸時代後期から幕末期にかけては新たな先進医学である西洋医学を積極的に取り入れていた。

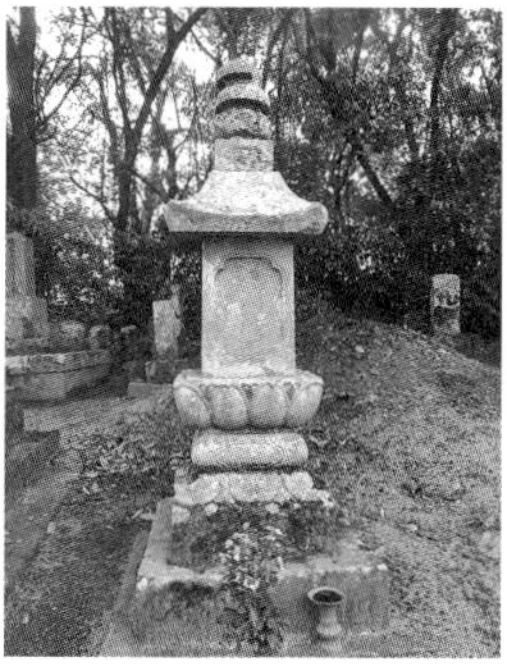

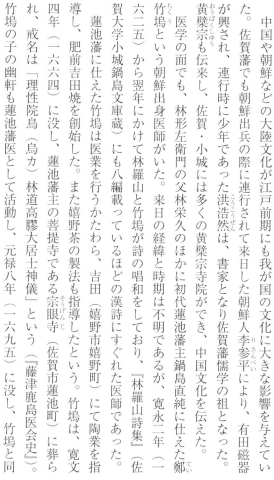

佐賀市蓮池町宗眼寺にある二代幽軒の墓

佐賀藩の朝鮮系医師

中国や朝鮮などの大陸文化が江戸前期にも我が国の文化に大きな影響を与えていた。佐賀藩でも朝鮮出兵の際に連行されて来日した朝鮮人李参平《りさんぺい》により、有田磁器が興され、連行時に少年であった洪浩然《こうこうぜん》は、書家となり佐賀藩儒学の祖となった。黄檗宗《おうばくしゅう》も伝来し、佐賀・小城には多くの黄檗宗寺院ができ、中国文化を伝えた。

医学の面でも、林形左衛門の父林栄久のほかに初代蓮池藩主鍋島直純に仕えた鄭《てい》竹塢《ちくう》という朝鮮出身医師がいた。来日の経緯と時期は不明であるが、寛永二年（一六二五）から翌年にかけて林羅山と竹塢が詩の唱和をしており、『林羅山詩集』（佐賀大学小城鍋島文庫蔵）にも八編載っているほどの漢詩にすぐれた医師であった。

蓮池藩に仕えた竹塢は医業を行うかたわら、吉田（嬉野市嬉野町）にて陶業を指導し、肥前吉田焼を創始した。また嬉野茶の製法も指導したという。竹塢は、寛文四年（一六六四）に没し、蓮池藩主の菩提寺である宗眼寺《そうげんじ》（佐賀市蓮池町）に葬られ、戒名は「理性院鳥（烏カ）林道高膠大居士神儀」という（『藤津鹿島医会史』）。竹塢の子の幽軒も蓮池藩医として活動し、元禄八年（一六九五）に没し、竹塢と同じく宗眼寺に葬られた。

以後、代々蓮池藩医として蓮池藩領に定着した。三代幽斎は住居を吉田から五町田の光桂寺《こうけいじ》（嬉野市塩田町）付近へ移した。四代幽軒は高名で弟子も取っていた。寛保元年（一七四一）没。五代幽碩は明和八年（一七七一）没。六代玄僕は明和四年の大飢饉や疫病流行に際して、救恤《きゅうじゅつ》活動に尽力した。文化元年（一八〇四）没。七代幽軒は安政四年（一八五七）三月八日没。八代幽碩も蓮池藩医で明治一九年に没した。三代からの墓はいずれも光桂寺にある。

前期鹿島藩主の治療

江戸前期の鹿島藩医として、初代藩主鍋島忠茂（鍋島直茂二男）の侍医に小川玄碩がいる。おそらく曲直瀬家肥前門人一三番目の玄碩と推定される。三代藩主直朝《なおとも》の藩医として、森有安、立川良安《りょうあん》、藤井長仙、古川意仙、中野玄洞らの名前が知られる（『鹿島藤津医会史』）。

直朝は、鍋島勝茂の第五子として元和八年（一六二二）に生まれ、二代藩主正茂のあと、鹿島藩三代目を継いだ。四代直條《なおえだ》が宝永二年（一七〇五）に五一歳で死去後も存命し、宝永六年に八八歳で没した。

直朝の最晩年を記録した『花頂日記』があり、直朝の治療にあたった医師らが見える。宝永五年正月一六日記事を意訳すると、「一、殿様（直朝）、昨夜より小用が二十回ほどあり、立川正怡（良安）、秋永宗寿、古川意宣（仙）が診察した。今朝は、ご機嫌良く、御小用も御快方に成られたが、三人ともに詰め、益気湯《えっきとう》に朝鮮人参を一分五厘加え、正怡が薬を差し上げた」とある。

三月二日の記事には、「一、殿様、昨晩より御小用が早くなり、秋永宗寿が、御薬を調合して差し上げた。夜中、御小用を四回された。宗寿、意宣が御屋形に一泊した」とある。益気湯とは朝鮮人参や白朮《びゃくじゅつ》、黄耆《おうぎ》などを調合した滋養強壮や食欲増進を促進するはたらきのある漢方薬である。

鹿島藩医立川良安

立川良安は、生年不詳であるが、四代鹿島藩主鍋島直條時代に藩医として仕えていた。鹿島市高津原の浄土宗浄林寺《じょうりんじ》に立川良安と浄林寺関係書状が二通残されて

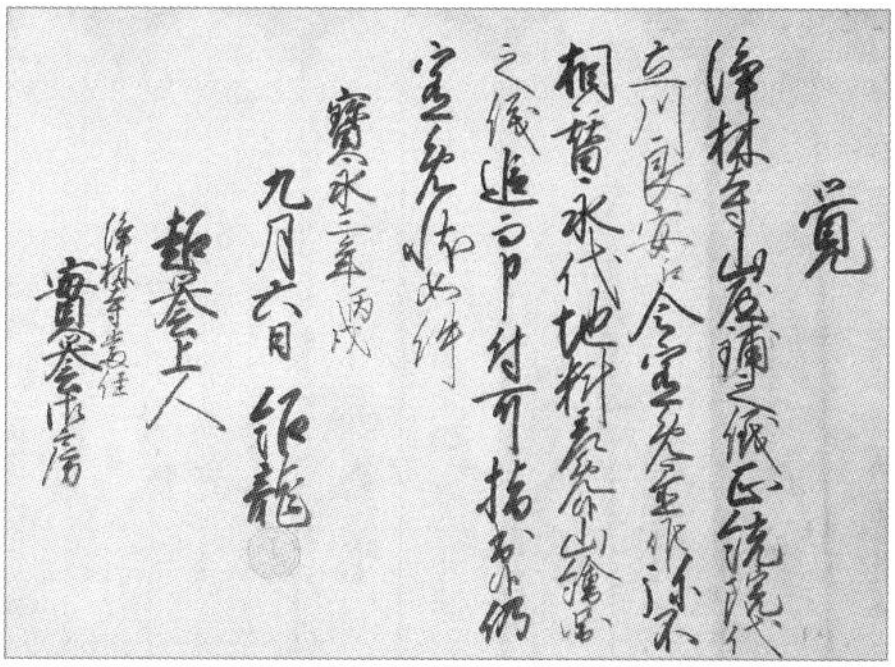
覚
浄林寺山屋敷之儀正統院代
立川良安江令宥免置候弥不
相替永代地料差免候山絵図
之儀追而申付可差出候仍
宥免状如件
寳永三年丙戌
九月六日　紹龍
超誉上人
浄林寺当住
實誉御房

浄林寺の山屋敷は立川良安に宥免していたことを示す書状（鹿島市高津原浄林寺所蔵）

いた。一通は「覚　浄林寺山屋敷之儀、正統院代立川良安江令宥免置候、弥不相替、永代地料差免候、山絵図之儀、追而申付可差出候、仍宥免状如件　宝永三年丙戌九月六日　紹龍（印）　超誉上人　浄林寺当主実誉御房」とあり、紹龍《じょうりゅう》（三代鹿島藩主鍋島直朝）が超誉上人（直朝の弟）と実誉上人（当時の浄林寺住職）に宛てて、浄林寺の山屋敷は、正統院（四代藩主鍋島直條）時代に、立川良安に宥免していたように、今後も永久に土地代は免除し、宥免の山絵図についてはのちほど差し出すという内容で、直條が亡くなったので権利関係の確認が行われ、浄林寺は従来通りの権利が認められたものであった。もう一通は、浄林寺の運営費としての祠堂米五石四斗を、納富兵蔵の知行の内から寄附するというもの。同寺にある立川良安の位牌に「開基、全挙浄忠居士霊位」とあるので、良安がこの寺の開基に尽力したこともわかる。位牌の背面に元禄四年八月九日とあり、これが没年月日と推される。

四代藩主直條は「痞《つかえ》」の持病があり、主治医奥山立庵らは、古川意仙らとともに、万金丹なる薬を服用させていた。直條は、宝永二年に没したが、奥山立庵は、直條の持病は痞で治療しようがなかったという。痞は腹部の腫瘍などで胸や心が詰まる病気である。

曲直瀬家門人帳から、京都の先進的医学を学んだ肥前医家の存在をみた。寛永期に活躍した医師林栄久や鄭竹塢の事例から、中国・朝鮮の医学における先進文化が佐賀藩にも大きく影響していたことをみることができた。鹿島藩医の治療から、藩主の治療には複数の医師があたり、高価な朝鮮人参を使った薬も使用されていた。

佐賀藩医師の医学稽古

医学稽古とは

江戸時代前期、医師は家業であったから、自家で医師を養成するのが当然であり、国家権力である幕府や諸藩が積極的に医師養成に関わることは、ほとんどみられなかった。佐賀藩の場合でも、他医家への医学修業を奨励する史料は今のところ見あたらないが、曲直瀬家門人が全国一の数であったという事実から、なんらかの藩の奨励的関与があったことは推定できる。

小城鍋島文庫の中の『小城藩日記』から、小城藩における医学稽古の事例が八二例見いだされた。医学稽古とは医学修業をすることで、宝永七年（一七一〇）三月一一日に小城藩医牟田素友が京都へ三年間の医学稽古に出たのが初見史料である。

牟田素友事、為医学京都罷登り度由申候、右は我々親類ニ而無疎趣ニ御座候条、往来三年之御切手被仰請可被下候、向々ニ而何様之能キ仕合御座候共居住不仕年限無相違罷帰御切手返上仕候様ニ堅可申付候、若緩之儀御座候半は、我々落度ニ可被仰付候、為後日如件

牟田素友が三カ年の京都への医学稽古を願い出て、そのための通行切手の発行願いだった。続いて同年の翌四月一三日には、石丸宗順が京都への五カ年間の医学稽古を願い出ているが、両者とも費用についての記載はないので、自費のみでの医学稽古のようである。稽古期間は三年ないし五年ということがうかがえる。修業先は、一八世紀半ばまでは京都が圧倒的に多かった。

医学稽古への補助

宝暦七年（一七五七）八月二八日に、小城藩医宮崎久悦が京都への医学修行を認められた。在京のための費用として、一カ年に銀七〇〇目《め》ほどかかるので、五カ年の間、銀一〇〇目宛拝領でき、あと二〇〇目は江戸詰なみの出米を仰せつけられれば、不足分は自分の才覚でまかなうので、お認めいただきたいという願を五月に提出し、八月に認められた。小城藩での藩費による遊学（留学）支援金が認められた初見史料である。

翌宝暦八年一〇月一〇日には、小城藩医佐野夏達の倅春庵が五カ年の京都での医学稽古を願い出た。佐野夏達家は小城藩でも有力医家の一つであり、この時一年の医学稽古への支援費用が初めて明確に記され、佐野春庵は、毎年銀五〇〇目を合力銀（支援金）として拝領することとなった。一目は一匁で一両の六〇分の一であるから、五〇〇目は八両と二〇匁《もんめ》の計算になる。

医学稽古支援金の制度化

寛政九年（一七九七）一〇月四日には、小城藩医馬渡元民が京都へ医学稽古をするため、五カ年のお暇願と一孤《いっこ》兵粮《ひょうろう》願が出されている。一孤兵粮とは医学稽古の支援金のことで、審査の結果、一孤兵粮として在京中に一カ月に正銀三〇匁以上支給することが申し渡されている。一年分に換算すると一孤兵粮は三六〇匁以上となる。元民は、京都での四年間の医学稽古を終え、享和元年（一八〇一）一二月一三日に帰藩し、小城藩での医療活動に従事した。

医学稽古のための藩からの支援金は、明和二年（一七六五）の小城藩医佐野回庵の倅芳庵の江戸稽古の場合に、毎年銀三〇〇目ずつ支給するべきところとあるので、一八世紀中ごろには、江戸への医学稽古に出る場合、毎年銀三〇〇目ずつの支給が定額となっていたことがわかる。ただし、距離や藩の財政状況で額は異なっており、支給枠も決められていて、文政年間には、二人ずつ交代で遊学するシステムができていた。

総髪の亀井南冥塾生

寛政九年五月八日、小城藩医佐野泰庵は、倅の文仲を福岡の亀井南冥《なんめい》塾へ医学稽古に行かせたいと願い出た。亀井南冥は福岡藩の荻生《おぎゅう》徂徠《そらい》系の学派の儒者であり、当時は、朱子学のみを幕府の学問とし、他学派は異学として禁止するという寛政異学の禁の影響が福岡藩にも及び、福岡藩の藩学校である甘棠館《かんとうかん》の祭酒《さいしゅ》（学長）を解任されていたが、自宅で門人たちを教えていた。願いは聞き届けられ、稽古中には一カ月に正銀一五匁ずつ支給されることになった。

文仲が亀井塾に入門したところ、ほかの塾生と大きく異なる風俗があったので、父泰庵は、七月二〇日に藩へ改めて願を出した。

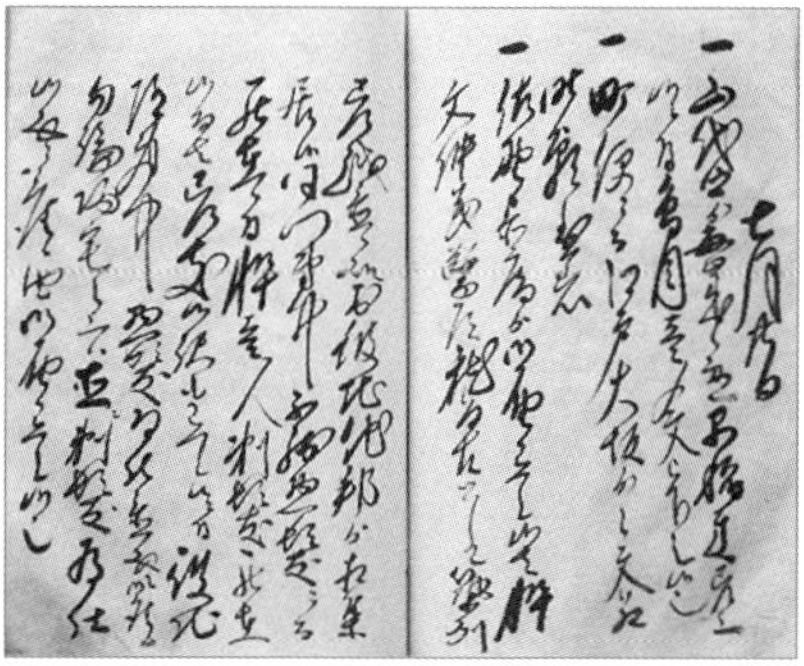

佐野泰庵より倅文仲の総髪許可願（佐賀大学附属図書館小城鍋島文庫『小城藩日記』より）

倅文仲義医道稽古として筑州差越置候処、於彼地他邦より相集居候同門弟中不残物髪ニ而罷在候付、倅壱人剃髪罷在候而者差支候訳も有之候ニ付、彼地随身中物髪為仕置義ニ御座候、勿論帰宅之上ハ直ニ剃髪為仕候義ニ御座候由御届有之候也

亀井南冥塾では、驚いたことに文仲のみが剃髪《ていはつ》だったので、稽古中の間だけ総髪の許可をお願いします、帰国後はもとの通り剃髪に致しますというものだった。願いは認められ、文仲は総髪で無事学習できた。医師が僧体でなくてはならないという固定的な風俗とは異なり、自由な学問気風がうかがえる。その自由な学風が門人らにも影響したことだろう。日田出身の広瀬《ひろせ》淡窓《たんそう》は、一六歳の寛政九年に亀井塾に入門した。その後、日田に戻り、身分・出身・年齢にとらわれない三奪法《さんだつほう》という実力主義教育の漢学塾である咸宜園《かんぎえん》を開き、四八〇〇人もの門人が学ぶ日本最大の私塾を築きあげた。

佐賀藩の総髪許可

淡窓が亀井塾に入門したのが佐野文仲と同じ寛政九年なので、文仲は淡窓と同時期に亀井塾で学んでいたことになる。その後、文仲は帰郷して剃髪で小城藩医を務めていたが、明治維新を前にして、慶応二年（一八六六）一一月二一日、息子安清のドイツ留学に際し、剃髪のままではドイツ留学ができないので稽古中は総髪にさせていただきたいと願い出て認められた。（青木歳幸・野口朋隆『「小城藩日記」にみる近世佐賀医学・洋学史料〈後編〉』）。

幕末期に西洋科学技術を導入して、我が国をリードしてきた佐賀藩でも藩医の風俗については、剃髪して坊主頭にせよと墨守してきたのだが、慶応四年（一八六八）一二月に、「医師束髪差免され、上下袴着用仰せ付けられ候」（同前）という達しが出され、ようやく医師が総髪にすることと、裃を着用することを許可し、医者の風俗の近代化もはかられるようになった。

医学稽古支援の意義

一八世紀後半までに小城藩では、他国への医学稽古の場合に、大儀料もしくは一孤兵粮という名目で、財政状況や稽古場所によっても金額は異なるが、江戸稽古の場合は年に三〇〇匁程度の遊学支援金を支給することが制度化されていた。この制度は、支藩である小城藩だけでなく、佐賀本藩においても同様に制度化されており、医師の医術向上を支援した先進的な制度であった。

他藩の事例をみると、文化年間に会津藩が医学遊学のための他国修業の制度を定めており、天保七年（一八三六）に藩医加賀山翼らの提唱によって医師間で遊学基金をつくり、その運用で後進に遊学の道を開いた。藩費による遊学制度を開始したのは、文化年間になってからである（山崎佐《たすく》『各藩医学教育の展望』）。

秋田藩は寛政五年に、御医者出仕志願者に対する考試の科目及び方法と、御医者中他国遊学希望者に対する考試の二カ条を規定し、医学修業を奨励した。寛政六年に藩医が江戸・京都に遊学するにあたっての手続き及びその補助などについて詳細に規定している。寛政一二年に医業免許制とし、各町村の医師らを年番制にして、地方の医事を報告させた。

以上からみて、佐賀藩が少なくとも一八世紀中頃以降には、修学費用の支援を制度化して優れた医師の養成をはかったことが知られる。これは全国的にも珍しい事例であり、江戸時代後期の佐賀藩の医学教育のありかたに直結するものであった。

実学の奨励と佐賀藩

『普及類方』と『普及類方選』

八代将軍吉宗の実学奨励策により、漢訳洋書輸入の禁の緩和、全国各地の産物調査が行われ、博物学的認識が高まった。

医薬に関心のあった吉宗は、和漢の医書を収集して研究し、『訂正東医宝鑑《ていせいとういほうかん》』、『増広太平恵民和剤局方《ぞうこうたいへいけいみんわざいきょくほう》』、『普救類方《ふきゅうるいほう》』の三点を官刻し、医療知識の普及をはかった。

『普救類方』は、丹羽正伯《にわしょうはく》・林良適《りょうてき》の両医師に命じて、幕府の書庫である紅葉山《もみじやま》文庫にある医書の中から、庶民にも入手可能な薬草や薬種と簡単な治療法を選び、平易な和文（ルビ付き）で編纂させた医書で、享保一四年（一七二九）に刊行された全一二冊にもおよぶ大部なもの。編者のうち、丹羽正伯は本草家稲生若水《いのうじゃくすい》の門人で、吉宗の命を受けて幕府の採薬使に任命され、薬草・薬種・産物の全国調査を行った医師で、林良適は、享保七年に医療を受けられない貧民救済のために設置された小石川養生所で治療にあたった医師の一人である。

佐賀藩では、幕府の『普救類方』にならって、『普救類方選』を編纂させた。これは、第五代佐賀藩主鍋島宗茂が、佐賀藩医の西岡長圓・村田元順・迎順的・水町

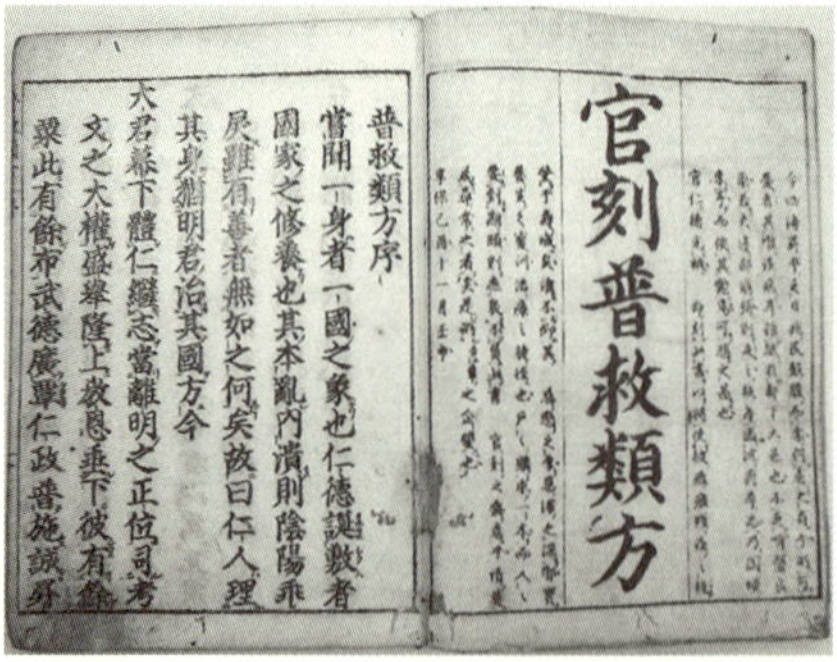

官刻普救類方

普救類方序
嘗聞一身者一國之象也仁徳誕敷者
國家之修養也其本亂内潰則陰陽乖
戾雖有善者無如之何矣故曰仁人理
其身猶明君治其國方今
大君幕下體仁繼志當離明之正位司考
文之大權盛舉隆上教恩垂下彼有餘
衆此有餘布武徳廣闡仁政普施誠

『（官刻）普救類方』（野中烏犀圓家所蔵）

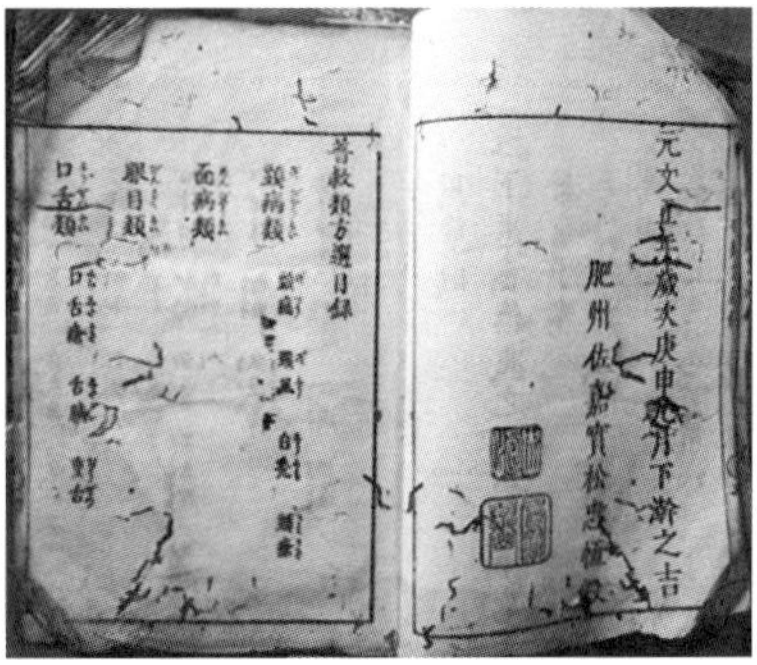

佐賀藩がつくった『普救類方選』
（野中烏犀圓家所蔵）

及庵・花房宗純ら五人に命じて、大部な『普救類方』の中から、頭病類から小児門まで六三種類の病気に分けて庶民が入手可能な薬草や薬種を用いての治療法を選び出させ、読みやすいようにルビ付きで刊行したもの。元文五年（一七四〇）九月の序文がある。

宗茂は、元文三年に隠居し、あとを長男の宗教《むねのり》に譲っており、刊行時には、宗教の代に替わっているが、藩主時代には、享保一一年に焼失した佐賀城の再建に尽力し、徳川吉宗に傾倒して倹約と財政再建につとめ、人材登用を行った藩主であり、吉宗の医療政策にも共感していた。

享保一六年から翌年にかけての享保の大飢饉に直面し、庶民が飢えと疫病の流行で苦しんでいるのをみて、本書刊行を意図したものと思われる。

「好生の徳」の思想

『普救類方選』の序文を書いた家臣の実松恒忠が、「大君殿下」（徳川吉宗）は民が早く亡くなることを防ぐために、『普救類方』を刊行し、民の養生を願ったと述べ、「藩主仁心淵源施恵鮮之政、見好生之徳洽、于民心類方之為書也、慮窮郷遐壌亡貴賤或乏刀圭近者使医官」とあり、「我藩主」（宗茂）は仁心深くあつく、恵みを施すことが鮮《すくな》い政《まつりごと》をみて、「好生之徳は洽《あまね》し」として、『（普救）類方』を書かせたもので、辺境の人々への、貴賤を論ぜず、医者の少ない人々への養生のため、『（普救）類方』から、佐賀の庶民にとって簡便な処方を選び出し、『普救類方選』一巻にまとめたと述べている。「好生の徳は民心に洽し」（『書経』）という医療思想は、すでに佐賀においても、享保年間から広く伝えられていたのである。

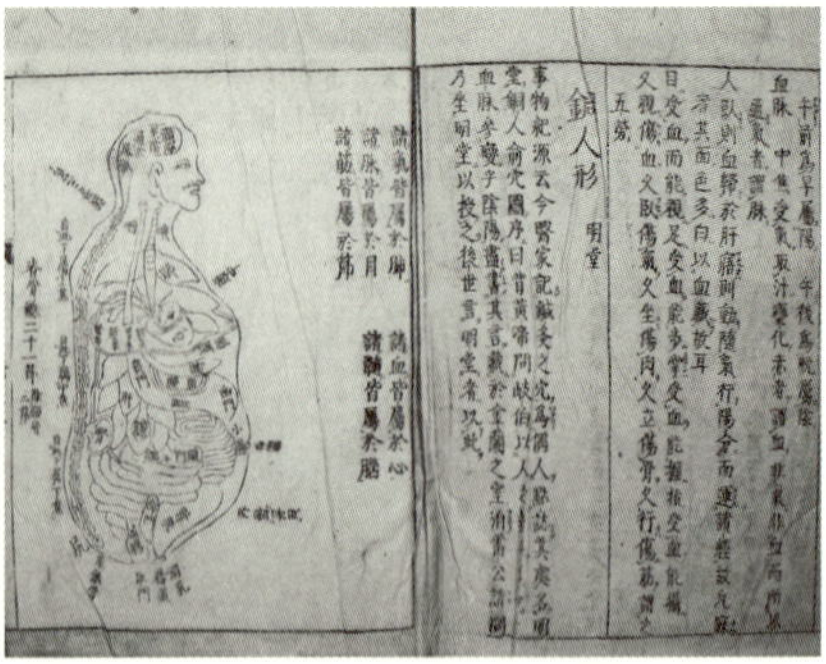

『和漢三才図会』（佐賀大学附属図書館小城鍋島文庫）に見える五臓六腑図

五臓六腑説への疑問

漢方医学の五臓六腑説では、人体の生命活動の中心に五臓（肝・心・脾・肺・腎）があり、六腑（胆・小腸・胃・大腸・膀胱・三焦《さんしょう》）と組み合わせて、すべての組織・器官の連携を表すという。臓は中の詰まった器官を、腑は中が空になった器官を指すとされる。

しかし、五臓六腑説では、膵臓《すいぞう》が認識されておらず、五臓六腑の機能もまた西洋医学の説とは大きく異なっていた。六腑は消化・吸収・代謝・排泄などの機能を持つとされ、三焦は、飲食物を消化吸収して、気血水のエネルギーとして全身にめぐらし、不用物質を排泄する機能を有する腑とみなされていたが、実際の人体には存在しない。漢方医学におけるこうした五臓六腑説や病気の原因などに対して疑問を抱く医師らも現れてきた。

医学の革新——古方派の登場

一八世紀前後から、京都の医師名古屋玄医《げんい》や後藤艮山《こんざん》らが、中国の元や明代の医学を主とする曲直瀬《まなせ》流医学よりも、漢代の医学書である『傷寒論《しょうかんろん》』を中心とする古医方がより実証的であると主張して、医学の革新運動を始めた。この派を曲直瀬流の後世派《ごせいは》に対して、古方派《こほうは》とよび、以後の江戸時代の漢方医学の主流となった。

古方派医学を推進したのが、後藤艮山の門人で京都の医師山脇東洋《とうよう》だった。彼は漢方医であるが、人体内部の構造に深い関心をもち、カワウソなどの解剖をしたが、これでは真実はわからないとして、やはり人体解剖をしたいと強く願っていた。しかし当時、人体解剖は禁止されていた。

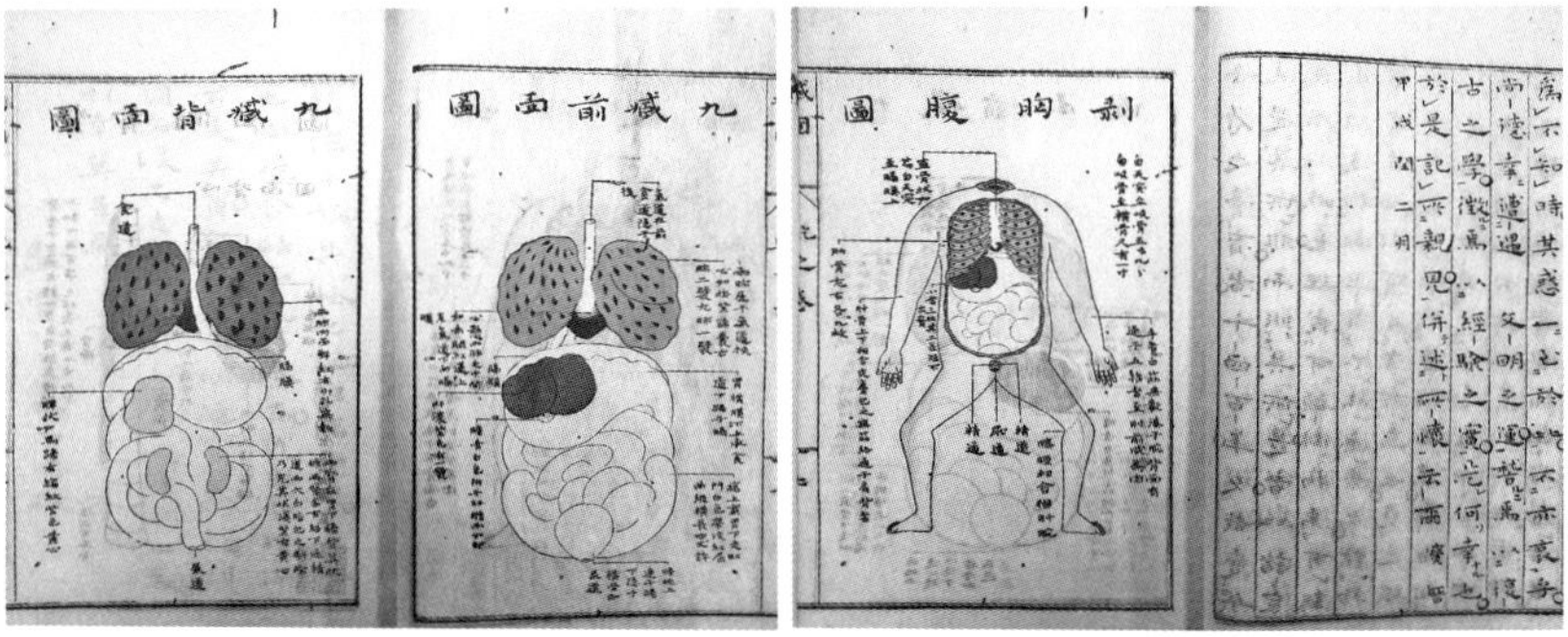

山脇東洋の人体解剖図『蔵志』の一部（野中烏犀圓家所蔵）

宝暦四年（一七五四）になって、ようやく京都所司代の許可を得ることができ、京都六角獄舎において斬首された罪人の解剖の観察が行われた。五年後の宝暦九年刊行の『蔵志』に掲載された観臓図は、胴体と四肢のみで、かつ大腸と小腸の区別がみられないなど、やや粗雑であるが、気管が前に食道が後ろにあることが初めて確かめられ、管で気道を吹くなどの実験的行為も試み、漢方医学の五臓六腑説の誤りなどが指摘され、日本人医師による最初の解剖書としての意義は高い。この解剖以後、京都や各地で解剖が実施され、人体の内景が明らかにされるようになった。

東洋の子である東門《とうもん》もまた解剖が得意で、明和八年（一七七一）に女屍を解剖し、『玉砕臓図』と名付けた図譜をつくった。その後も男女一体を解剖している。東門の子東海《とうかい》も人体解剖を行い、山脇家は解剖の宗家のような観を呈した。京都の新京極にある浄土宗誓願寺には、山脇東洋の墓のほか、代々の解剖供養碑が建てられている。

山脇家の門人帳（『京都の医学史』所収）をみると、一八九九人中肥前国（長崎県も含む）出身は一二人が見いだされる。1平野立安〔唐津〕、2松隈仙庵〔小城鍋島加賀守家中〕、3松崎元酷〔佐賀〕、4天埜元載〔長崎〕、5浅岡玄哲〔平戸・松浦肥前守殿家来〕、6村里文哲〔島原〕、7相良玄同〔松原〕、8横尾友三〔佐賀〕、9天野元晶〔長崎〕、10城台繁蔵〔島原〕、11近藤寿貞〔嶋原〕、12芥川章甫〔平戸・松浦壱岐守家来〕であり、彼らのうち、2松隈仙庵は、曲直瀬家門人の松隈玄磋の子孫で、代々小城藩に眼科と内科で仕えていた。3松崎元酷は、松隈玄湖の子孫で佐賀藩医である。

吉益東洞とその門人

山脇東洋の医説を発展させたのが、安芸国（広島県）出身の医師吉益東洞《とうどう》だった。東洞は三〇歳の頃、万病の原因は毒にありとする万病一毒説を唱え、毒には毒（強い薬）をもって制するとした。この理論は、毒を病原菌と考えると近代医学に通じ、漢方医学を一新させるもので、門人が全国から集まった。

吉益家の門人録『通刺記』（鶴田冲編）については町泉寿郎《まちせんじゅろう》氏の詳細な研究がある。町泉寿郎「吉益家門人録（一）～（四）」（『日本医史学雑誌』四七－一・二・四～四八－二）は、三種の吉益家の門人録を校合し、重複を除いた吉益家門人は、東洞門五四四人、南涯《なんがい》門一三七五人、北洲《ほくしゅう》門六七七人、復軒《ふくけん》門三六一人、計二九五七人と集計した。その翻刻から、肥前（佐賀県域部分）出身門人を以下のように抄出できた。番号は町氏が付けた整理番号。（　）内は入門年。

まず「東洞先生　宝暦元年ヨリ安永二年ニ至ル」門人録には、「（宝暦八年以前）17鶴田冲　字元逸　西肥久多（多久）佐嘉人／50西玄碩西肥多久佐嘉人」とあり、吉益東洞門人は、鶴田冲と西岡春益の二人が記されている。

次に東洞の子吉益南涯の「南涯先生　安永三年ヨリ文化十年ニ至ル」門人録には、「（寛政四年）２２５・１６５富永隆宣　肥州大曲之産／６３３・６３１岡部尚達肥前之産　自謁七月十八日／（文化六年）１２３２×松隈甫庵　肥前佐賀侯医官／１２４７西岡俊益肥前鍋島／（文化七年）１２９１×山﨑松亭肥州佐賀侯医官／」の四人が見える。

南涯のあとを継いだ吉益北洲の「（北洲先生）従文化十年　至文政十二年」門人録には「（文化十五年）１２８野口元順　肥前佐嘉今宿之人　木村元雄招介／（文

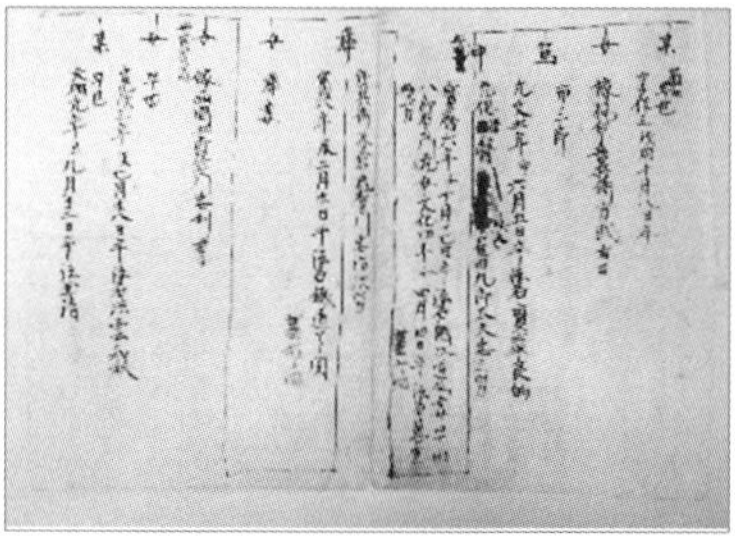

『多久諸家系図巻之四』（多久市郷土資料館所蔵）中の鶴田家系図に見る鶴田沖（元偲、元逸）の記事

政七年）２７０中村幸庵　肥前藤津郡塚崎之人　高倉三条下ル鎌田喜一郎招介／（文政八年）３０２斎藤寛水　肥前三根郡六田村之人　浅川良節招介／（天保四年）５２２佐久間尚平　肥前唐津之人」の四人が記されている。

北洲のあとを継いだ復軒門人「（弘化二年）22副島琢斉（ママ）　肥州佐嘉　三月九日／（嘉永四年）大須賀見栄　肥州佐嘉藩中　中村主殿招介　三月十五日／（安政二年）１７３宮田道英　肥前唐津松浦郡玉島之人　年齢廿三　二村慶助招介　正月十二日／（安政二年）１８０楢崎浚明　肥前国松浦郡　年齢二十八　二村周斎招介　三月二十八日」と四人の門人が記載されている。以上の門人の中で、東洞の医説をもっともよく理解し広めた一人が多久出身の鶴田《つるた》沖《ちゆう》元逸《げんいつ》である。

鶴田元逸と『医断』

門人帳の17の鶴田元逸は、『通刺記』の編纂を始めた医師鶴田沖で、多久出身であった。多久家家臣鶴田九郎太夫忠の三男として享保一二年（一七二七）に、多久に生まれた。沖、元偲《げんし》ともいう。『鶴田家系図』によれば、鶴田家は長兄も次兄も早世したため、沖が跡を継いだ。沖は、元逸と改名して医を志し、京都の古方派医師吉益東洞に入門した。

鶴田元逸は入門後、東洞の医説をまとめるべく『医断』の編集を始めた。延享四年（一七四七）に序文を書き、編集途中の宝暦六年（一七五六）一〇月一六日に三〇歳の若さで亡くなったため、同門の京都の医師である中西深斎《しんさい》が虚実編を補足して、宝暦九年に刊行された。

『医断』には、長門出身医師の滝鶴台《たきかくだい》の序文のほか、師の吉益東洞の宝暦二年の

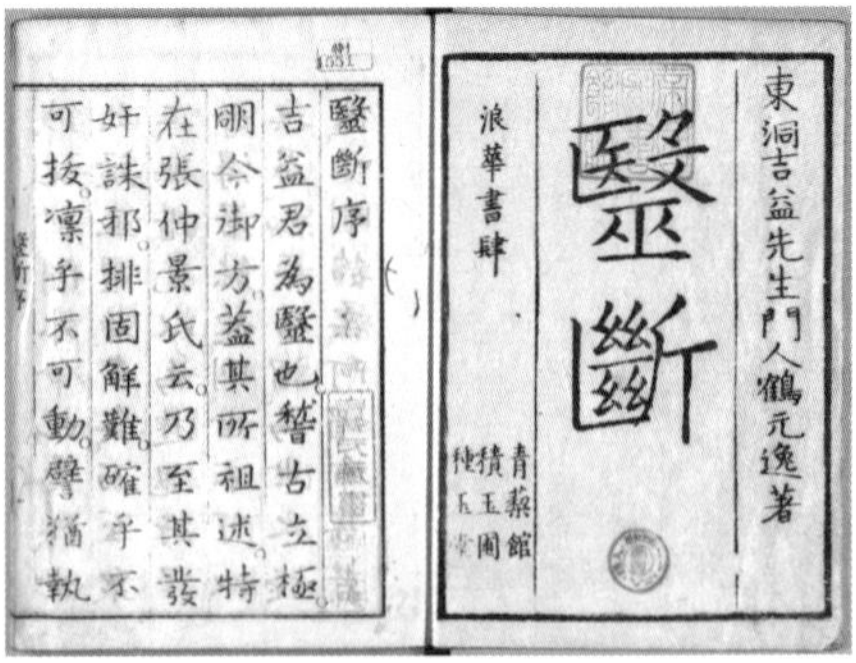

多久出身の東洞門人鶴田元逸が師説をまとめた『医断』（国立国会図書館所蔵）

序文があるので、東洞の医説を正しく述べたものといえる。

内容は、司命・死生・元気・脈候・腹候・臓腑・経絡・鍼灸・栄衛《えいえ》・陰陽・五行・運気・薬能・薬産・古方・名方・仲景書《ちゅうけいしょ》・病因・治方・産褥《さんじょく》・初誕・痘疹など三七編からなり、東洞の医説を明快に紹介している。

『医断』の名を高めたのは、東洞の天命説であった。東洞は「死生は命なり、天より之を作す。医も之を救うこと能わず」（『医断』死生編）とし、病気は医治の対象であるが、患者の生命は天命であって、医のあずかり知らないところであるから、人事をつくして天命を待つ覚悟で、治療に専念せよというものであった。

これに対し、本書が刊行されると、京都の古方医家畑黄山《はたこうざん》が、この天命説に激しく反発し、三年後に『斥医断《せきいだん》』を著して、全面的批判を展開した。黄山は、東洞の天命説は、凡庸の医者にとっては自分の医術の未熟さを隠す言い逃れに使われてしまう大きな害をなすものだと批判し、天命説論争が展開した。

東洞説の背景には、死に近い患者を診て亡くなれば、自分の名に傷がつくから診ないという風潮があり、東洞は、そういう臆測をもって患者を診ない医師がいるので、かえって鬼籍に追いやることになる、と批判しての天命説だった。

東洞説の支持者は中西深斎のほか、村井琴山《きんざん》（『医道二千年眼目』）、加屋恭安（『続医断』）ら、黄山説支持者は山脇東門（『東門随筆』）、亀井南冥《なんめい》（『続医断』）らで、江戸時代最大の医学論争になった。

佐賀藩医上村春庵

一八世紀後半に活躍した佐賀藩医に上村春庵《うえむらしゅんあん》がいる。彼は、前述の東洞門人帳

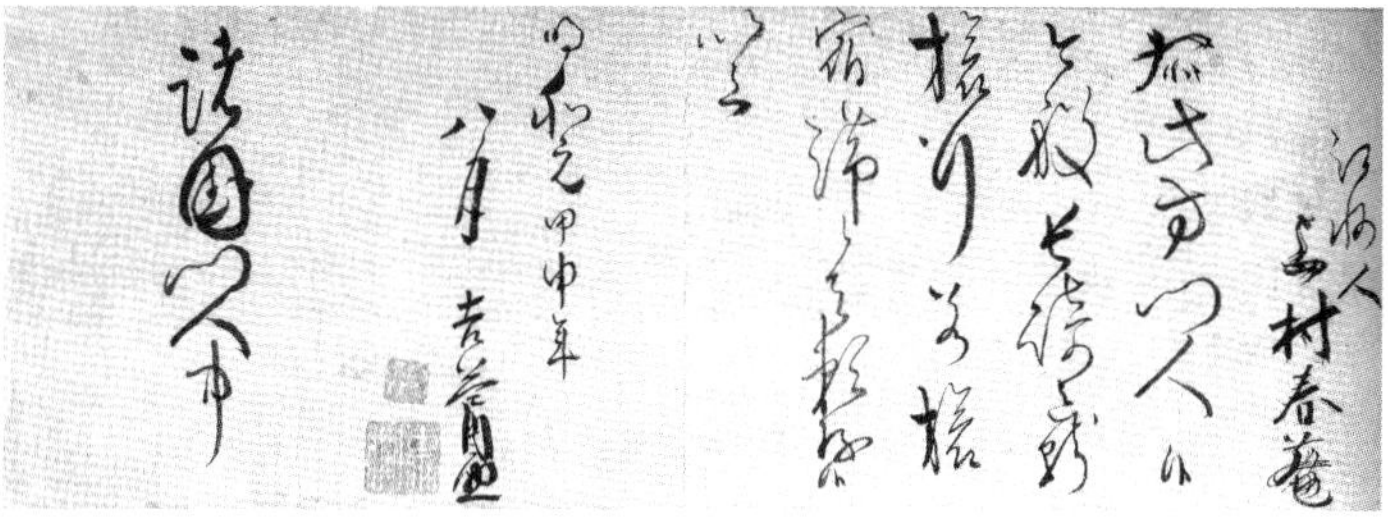

吉益周助（東洞）より上村春庵の長崎行きに添えた書状。「江州人、村上春庵　右此方（東洞）門人に候、今般、長崎迄旅行に就き、若（もし）、旅宿滞り候はば、頼み存じ候、以上　明和元申年八月、吉益周助（印）諸国門人中」とある（うえむら病院所蔵）

『通刺記』には、宝暦一二年の入門者のところに「244上村淳平　改春庵　江州麻布飯倉片町之人」とあるので、宝暦一二年に東洞に入門後、淳平から春庵と改名したようである。ただ、伝承では門人帳にあるように江州（滋賀県）の人とされていたが、出身とされる飯倉片町は現在の東京都港区の町名なので、「江州」は「武州」の書き間違いで、春庵は武蔵出身だったかもしれない。

春庵は、二年の修業後、明和元年（一七六四）に長崎へ修業の旅に出た。東洞は、春庵の出発にあたり、諸国にいる門人に対し、もしも春庵が旅の途中で困ったら面倒をみてほしいという内容の手紙を渡している。

春庵は長崎で修業後、同地で開業し、やがて佐賀藩長崎屋敷の出入り医師となり、その治療が評価され、安永六年（一七七七）に正式に佐賀藩医に召し抱えられた。佐賀藩医となった春庵は、佐賀藩八代藩主鍋島治茂の命令で、長崎オランダ通詞で外科医の楢林栄哲高連に入門し、佐賀藩医の佐野寿仙《じゅせん》・冨永逸哉《いっさい》・林梅馥《ばいふく》・川副牛庵・納富春友とともに紅毛流外科を学んだ。佐野寿仙は、佐野孺仙のことで、佐賀藩の外科医。その孫がのち日本赤十字社のもとになる博愛社を興した佐野常民である。冨永逸哉も林梅馥も納富春友も外科医であり、佐賀藩主が積極的に彼らに西洋医学を学ばせていたことがわかる。

医薬への関心の高まり

吉宗による朝鮮人参栽培の成功など国産薬種の奨励や全国産物調査による薬種知識の普及を受け、一八世紀後半には田沼意次によって殖産興業と商品流通が高まり、各地の特産物が生み出された。医薬についても需要が拡大し、越中富山（富山県）、

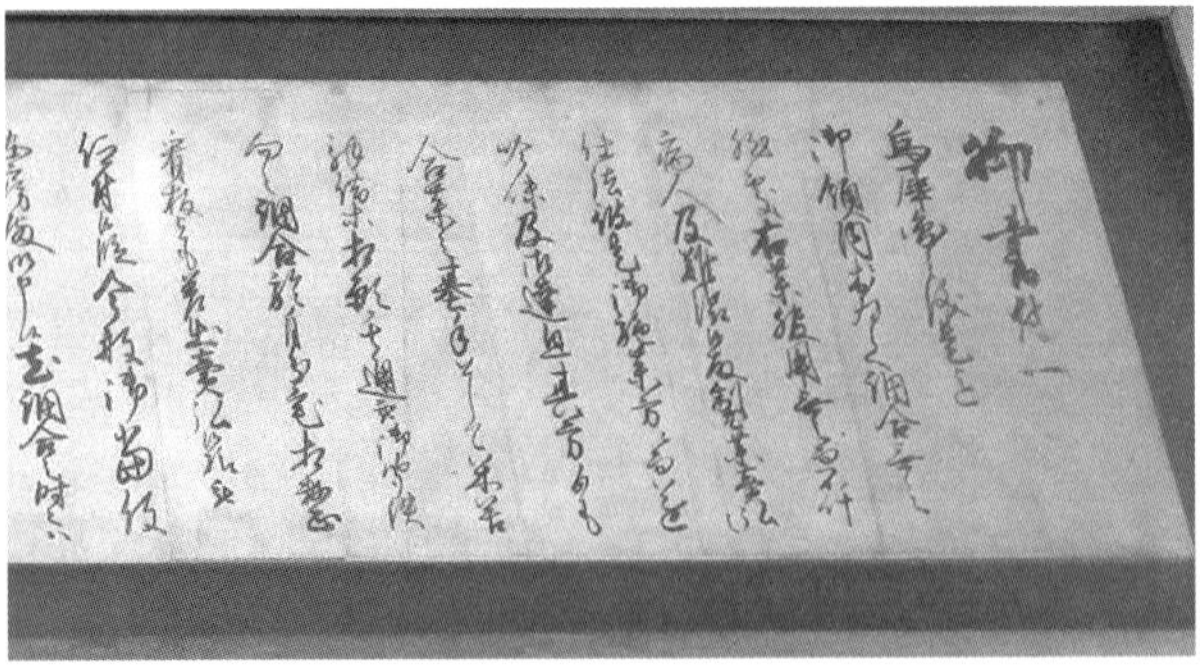

対馬藩田代（佐賀県）、大和（奈良県）、近江日野（滋賀県）が、売薬の四大産地として特に著名になった。

田代は、対馬が山がちな土地のため、豊臣政権時代から米の生産地の飛び地として対馬藩領であった。いつ頃から明確ではないが、医薬への関心の高まりから、農家の副業としての売薬業が始まった。当初は、米づくりの妨げになるとして町方の売薬業者以外は禁止していた対馬藩も、やがて売薬による課税収入を財政再建に活用するようになって奨励したため、田代売薬は九州各地から中国・四国地方にまで、行商で販路を拡大した。田代売薬の主力商品は、朝鮮人参を使った朝鮮奇応丸などであった。

烏犀圓の製造

初代上村春庵が佐賀藩医になった頃、八代藩主鍋島治茂は、薬種の国産化政策をすすめ、天明元年（一七八一）に、国産薬種を仕立てるため、藩医の西岡春益《しゅんえき》や江上友益を山へ派遣し薬草採取をさせている。天明三年には、薬種への統制を強化し、白山町（佐賀市）伊東利三郎の手判（許可印）のない薬種の取扱いを禁止した。同年に、越中富山からの薬売りを国内出入り禁止とし、白山町の武富順蔵らの家伝丸散薬の販売を許可しており、医薬の特産化をはかっていた。

治茂は、国産薬を製造販売させるために、寛政八年（一七九六）には、佐賀藩医上村春庵、久保三桂、西岡春益の三人の藩医に、練り薬である烏犀圓《うさいえん》を調剤させ、代々佐賀の地で薬種業者を営んでいた野中忠兵衛にその処方を与え、製薬販売を許可した。

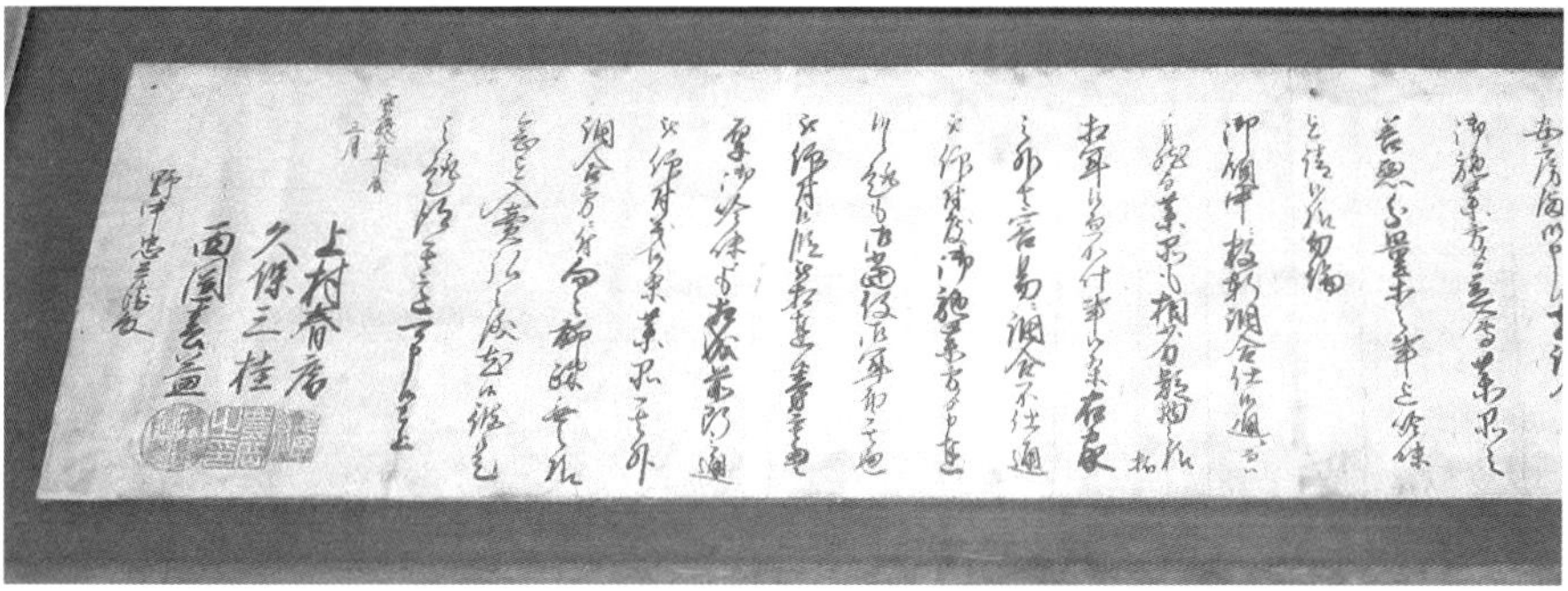

野中忠兵衛宛て烏犀圓製造許可証（野中烏犀圓家所蔵）

御書付一

烏犀圓儀是迄御領内ニおいて調合無之、然処右薬服用無之候間不叶、病人及難渋候故製薬売弘之仕法彼是御施薬方ニ而遂吟味及御達廻其方ゟ《より》も合薬之基手として米筈拝借等相願、其通被御聞済、向々調合於自分宅相整、看板とも差出、売弘候様被仰付候段、今般御当役安房殿御申候、尤調合之時ニハ御施薬方ゟ立会、薬品之善悪・分量等之事迄、吟味を請候様、勿論御領中数軒調合仕候通ニ而ハ、自然と薬品も相劣り、疑物之様抔相聞候而不叶事候条右家之外者容易ニ調合不仕通被仰付度、御施薬方ゟ申達候趣も当役様御聞届、其通被仰付候段被相達候旁其通厚御吟味ニも相成、前段之通、被仰付義候条薬品其外調合方ニ付、向々聊疎之無様念を入売弘之儀尤候、彼是之趣得其意可申候、以上

寛政八年辰三月　上村春庵（印）　久保三圭（印）　西岡春益（印）

野中忠兵衛殿

烏犀圓という薬がこれまで佐賀藩領内に調合されておらず、病人が服用できなくて難渋していたので、製薬して売り広める仕法を施薬方で吟味することになった。その製薬費用の元手としての米筈《こめはず》（藩札）を藩から出してもらって、野中家で調合して看板も出して売り広めることを藩の当役である安房殿（鍋島安房）が許可したこと、調合の時は施薬方より薬品の善悪・分量などの吟味をすること、領内に数軒の調合する家があると薬品の質も劣り偽物を防ぐために専売を認めること、疎《おろそ》かにならないようにしっかりやることなどが記されている。烏犀圓の品質や成分検査は施薬方医師である上村春庵・久保三圭・西岡春益の三人で行うこととなった。これ

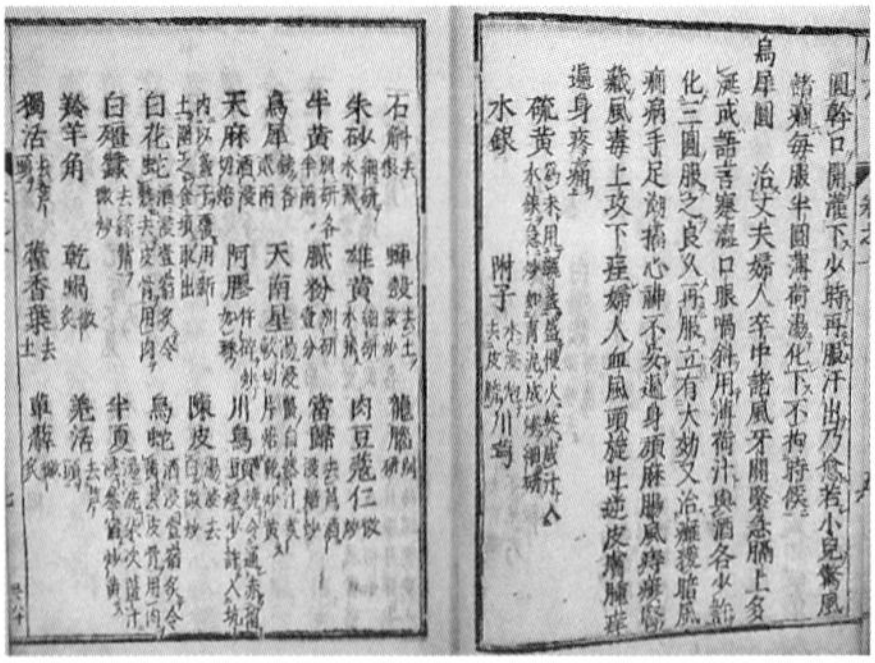

『重刻太平恵民和剤局方』にみる烏犀圓の調剤（野中烏犀圓家所蔵）

が野中家製造の烏犀圓の始まりとなった。

また藩の施薬方により、薬品の成分検査や分量などの吟味を行うことは、のちに藩ないし国家による薬品分析の基準づくりの先駆ともなるのであった。

烏犀圓の原材料は、中国の薬方書『太平恵民和剤局方《たいへいけいみんわざいきょくほう》』（一一五一年）にみえる五八種の薬味からなるもので、野中家蔵『重刻《じゅうこく》太平恵民和剤局方』（一六四七年）に掲載されている。

烏犀圓の成分は、硫黄《いおう》・水銀《すいぎん》・附子《ぶし》・川芎《せんきゅう》・石斛《せっこく》・蟬殼《せんこく》・龍脳《りゅうのう》・朱砂《しゅしゃ》・雄黄《ゆうおう》・肉豆蔲仁《にくずくじん》・牛黄《ごおう》・膩粉《じふん》・当帰《とうき》・烏犀《うさい》・天南星《てんなんしょう》・天麻《てんま》・阿膠《あきょう》・川烏頭《せんうず》・陳皮《ちんぴ》・白花蛇《びゃっかじゃ》・烏蛇《うだ》・白殭蚕《びゃくきょうさん》・半夏《はんげ》・羚羊角《れいようかく》・乾蝎《かんかつ》・羌活《きょうかつ》・独活《どくかつ》・藿香葉《かっこうよう》・蓽薢《ひかい》・肉桂《にくけい》・麻《ま》黄《おう》・白附子《びゃくぶし》・細辛《さいしん》・防風《ぼうふう》・槐膠《かいこう》・縮砂仁《しゅくしゃじん》・沈香《じんこう》・檳榔《びんろう》・麝香《じゃこう》・晩蚕蛾《ばんさんが》・木香《もっこう》・白朮《びゃくじゅつ》・桑螵蛸《そうひょうしょう》・厚朴《こうぼく》・人参《にんじん》・天竺黄《てんじくおう》・乾薑《かんきょう》・茯苓《ぶくりょう》・藁本《こうほん》・蔓荊子《まんけいし》・枳殻《きこく》・敗亀《はいき》・虎骨《ここつ》・何首烏《かしゅう》・丁香《ちょうこう》・白芷《びゃくし》・狐肝《こかん》・烏鴉《うあ》の以上五八味である。以後、佐賀の名薬として、各地に知られるようになった。

こうして、野中家は烏犀圓を一手に製造販売することになった。佐賀藩施薬方の上村春庵や久保三桂、西岡春益は、一八世紀後半の佐賀藩医療政策の推進者であった。

西洋医学との出会い

佐賀藩とカスパル流外科

「鎖国」により、幕府と西洋との公的貿易窓口は、長崎でオランダとの貿易に限られた。出島にオランダ商館が置かれ、商館員と幕府の長崎奉行所役人とが貿易にあたった。その通訳が長崎オランダ通詞であった。佐賀藩は寛永一九年（一六四二）から、前年に命ぜられた福岡藩と交互に長崎警備にあたることになった。そのため、オランダ通詞を通じてオランダ船の来航や海外情報も入手し、警備に備えるようになった。

オランダ商館には医師が随行してきていた。戦国時代のスペイン・ポルトガル人宣教師や医師らが我が国に伝えた医学を南蛮流医学とよぶが、特にオランダ人医師らが我が国に伝えた医学を紅毛流医学とよぶ。

初期の商館医でよく知られるのが、慶安二年（一六四九）に来日したカスパル・シャムベルゲルで、新任の商館長とともに江戸参府に同道して、幕府要人らの治療にあたり、名医であることが知られたので、医学と砲術の伝習のために江戸に滞在を命じられた。カスパルは一〇カ月ほど江戸に滞在し、翌年春も参府し、西洋医学を日本人医師らに伝授し、幕府要人の診療にあたった。

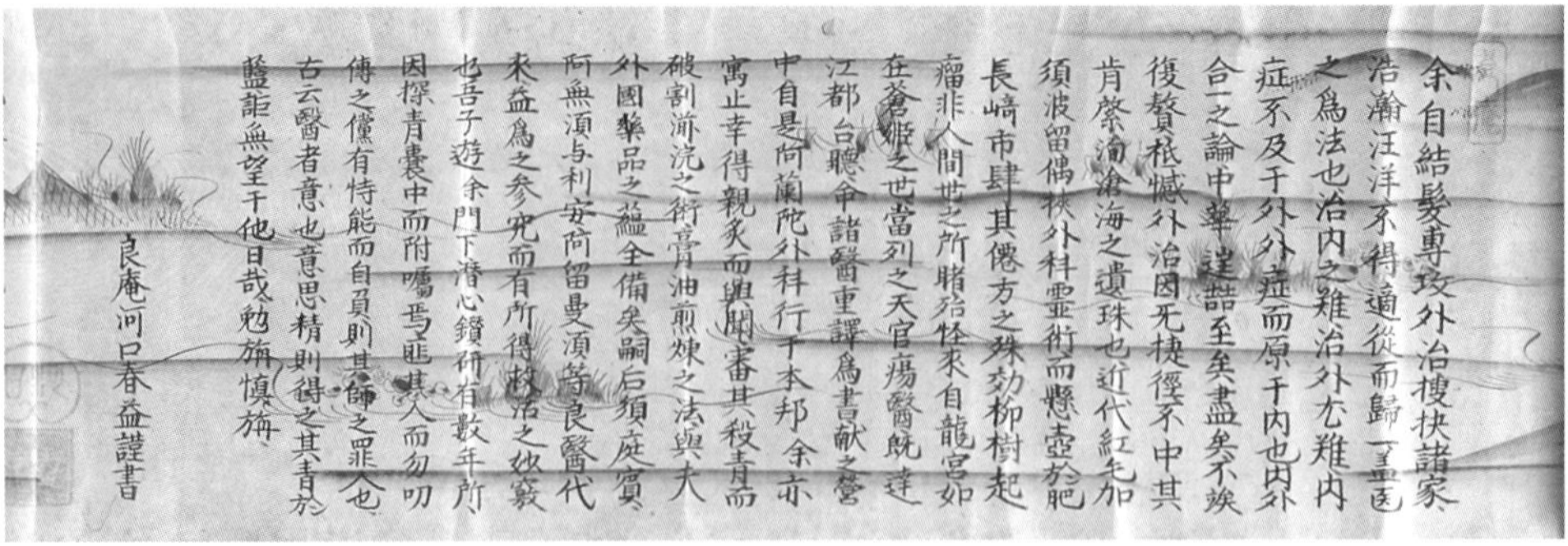

余自結髮專攻外治捜抉諸家
浩瀚汪洋不得適從而歸一
之為法也治内之難治外尤難内
症不及于外外症而原于内也内外
合一之論中華達語至矣盡矣不俟
復贅祇憾外治固无捷徑不中其
肯綮淪滄海之遺珠也近代紅毛加
須波留偶挟外科霊術而懸壺於肥
長崎市肆其傳方之殊効柳樹起
瘤非人間世之所睹殆怪来自龍宮如
在蒼姫之世當列之天官瘍醫既達
江都台聴命諸醫重譯為書献之營
中自是阿蘭陀外科行于本邦余亦
寓止幸得親炙而與聞審其殺青而
破割滿流之術膏油煎煉之法與夫
外國藥品之蘊全備矣嗣后須庭賓
阿無須与利安阿留曼須等良醫代
来益為之參究而有所得救活之妙竅
也吾子遊余門下潜心鑽研有数年所
因探青嚢中而附囑焉匪其人而勿叨
傳之儻有特能而自負則其師之罪也
古云醫者意也意思精則得之其青於
藍詎無望于他日哉勉旃慎旃
良庵河口春益謹書

カスパル流外科を体系的に我が国に伝えた日本人医師の一人が、唐津出身の河口良庵《りょうあん》春益である。カスパルとは慶安二年に長崎で出会い、外科術を学んだとされる。カスパル流外科を知った彼は、出島商館医の医学資料を入手し、それらを漢方医学と融合させ、体系化をはかった。

ミヒェル・ヴォルフガング氏の研究によれば、良庵は寛文六年（一六六六）に、門人野田房頼にカスパル流外科の免状を与え、河口家の養子河口良閑《りょうかん》とした。良閑への免状には、内治もできないと外治も難しいこと、内外合一ということは中国医学にあること、「加須波留」（カスパル）に長崎で外科を学び、かつ「須庭賓」（ステファン）らの医方・膏油《こうゆ》製法も合わせて救活の法を会得したことなどの系譜を述べ、医は意である、勉《つとむ》べし、慎《つつしむ》べし、と激励して、一子相伝の免状を与えた。

河口良閑が唐津藩土井家に召し抱えられ、その後、河口家は宝暦一二年（一七六二）土井家の転封とともに古河（茨城県古河市）に移り、代々土井家に仕えた。良閑のあと、房重、信任《しんにん》、信順、信寛、信久と続いた。信任は、山脇東洋のあとに人体解剖をし、『解屍編《かいしへん》』を書いた古河藩医河口信任である。

良庵自身は、家督を良閑に譲り、伊予大洲（愛媛県大洲市）へと移り、貞享四年（一六八七）に大洲で没したが、彼が学んだカスパル流外科、紅毛流外科は、様々にアレンジされながら、我が国各地に分流し、影響を与えた。

楢林流外科と佐賀藩

江戸前期のオランダ通詞楢林鎮山《ならばやしちんざん》は、オランダ商館長の江戸参府に七回同行し、外交交渉にもあたった。鎮山は通詞としての職のかたわら、オランダ商館医より西

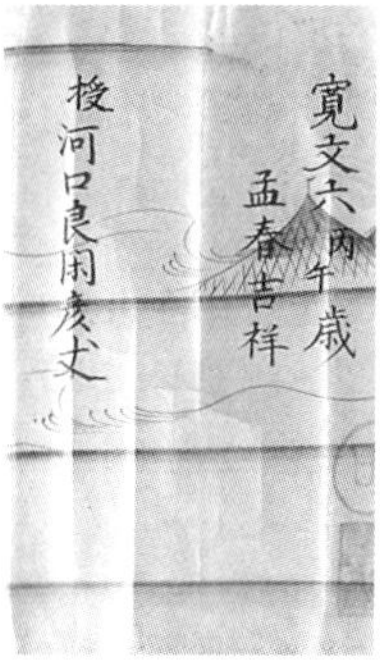

寛文六年（一六六六）に河口良庵が養子の良閑に与えたカスパル流免許状（河口家所蔵、古河歴史博物館寄託、茨城県指定文化財）

洋医学を学んで力量を高め、ケンペルが離日した元禄五年（一六九二）に、通詞職を長男重右衛門に譲り、自らは剃髪して名を栄休と改め楢林流外科を創始した。

宝永三年（一七〇六）には、フランスの外科医アンブロワアズ・パレの外科書（一五七五年刊）のオランダ語版を翻訳した『紅夷外科宗伝《こういげかそうでん》』を刊行した。本書には、筑前の本草学者で朱子学者、福岡藩士貝原益軒《かいばらえきけん》が序文を寄せている。パレ外科書は野戦軍医として体験した外科治療を記した実践的な外科書であり、西洋外科手技や器具を我が国へ図版で紹介し、視覚で理解できるようにした最初の著書であるとともに、肩関節脱臼の整復方法など、漢方整骨学との融合もみられ、現代の方法に通じている。

鎮山は、診察のかたわら多くの門人を育て、彼の子孫及び門人たちの流派は「楢林流」と称された。医業は二男栄久《えいきゅう》が継ぎ、鎮山一五方膏薬に新たにテーゲル膏を開発した。栄久のあとは栄哲豊矩《とよのり》、栄哲高茂、栄哲高連と続き、シーボルト門人楢林宗建へと続く長崎蘭学の主流の一つとなった。

栄哲高茂のあとは、栄哲高連が養子に入った。父についで佐賀藩長崎屋敷に出入りし、扶持をもらっていた。享和元年（一八〇一）には、佐賀藩より切米三〇石を拝領し、長崎在住の正式な藩医となった（「泰国院様御年譜地取」『佐賀県近世史料第一編第五巻』）。

佐賀藩医になった記録をみると、栄哲高連は内科と外科を治療しており、佐賀藩長崎番所では、病人治療のために筑前から内科・外科の医師を派遣させていたが、栄哲高連を召し抱えたことにより、その必要がなくなった。さらに、藩医佐野孺仙《じゅせん》や上村春庵ら数人が楢林家で紅毛流外科の修業をしていた。

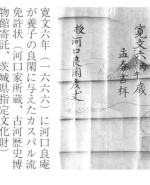

長崎への医学稽古

『小城藩日記』を見ると、宝暦七年に小城藩医牟田玄益が長崎外治稽古（外科修業）を終了するための願を藩役人に提出した。その願には、長崎での外治稽古が明年（宝暦八年）までのところ、当年（宝暦七年）暮れまでに修業を終えるので、来年拝領予定の渡し米も当年暮れに拝領したいこと、療治道具代も同様に暮れまでに拝領したいことが願い出されている。医学稽古のために渡し米と療治道具代が出されていた。医学稽古は三カ年から五カ年が通例のようだったので、牟田玄益は少なくとも宝暦五年ごろから、長崎で紅毛流外科医に学んでいたとみられる。宝暦八年には、小城藩医相良柳碩が長崎修業の外療稽古（外科修業）から戻ってきている。牟田玄益や相良柳碩の具体的な師匠名は不明だが、代々の佐賀藩医が楢林家へ医学修業に出かけているところから、楢林家が有力であろうし、佐賀藩医の紅毛流外科修業は一八世紀中ごろから活発になっていた。

横尾元丈と『紅毛秘方』

天明三年（一七八三）に、川久保村（佐賀市久保泉町）神代《くましろ》家侍医横尾元丈《げんじょう》の倅横尾文輔《ぶんすけ》（紫洋《しよう》）は、佐賀藩に次のような書状を差し出した。安永六年（一七七六）から七年季で京都遊学をしており、年季明けになったが一条家で文輔を召し抱えたいというので、佐賀藩からお暇を願いたいというものであった。ところが、佐賀藩では国法に触れることとして大問題になり、佐賀に戻ろうとしない文輔は、佐賀藩に捕らえられた。吟味後、文輔は、天明四年一〇月二一日に芦刈永明寺《ようめいじ》において、切腹させられた（「泰国院様御年譜地取」『佐賀県近世史料第一編第七巻』）。

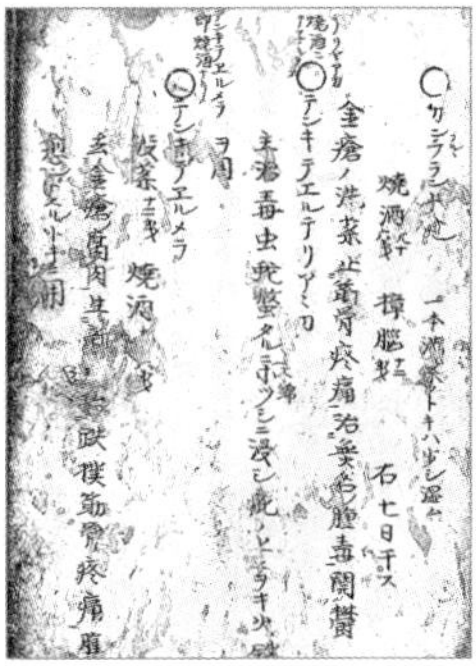

横尾元丈の『紅毛秘方』にみえる薬方（武田科学振興財団杏雨書屋所蔵）

横尾文輔が、京都遊学中に友人矢部直へ、父元丈の記した『紅毛秘方』を紹介している。『紅毛秘方』末尾に「右紅毛秘方備之横尾先生。先生鍋島之人也。字文助、其父嘗テ受外科ノ術ヲ紅毛ノ人、後文助遊京師、友人矢部直請而謹写之有我友加藤仲学言者術矢部為受先生、予又従加藤与之言　寛政元年」とある。文中の文助は横尾文輔である。文輔の父（元丈）が紅毛外科を学んで記した『紅毛秘方』を、京都遊学中に、友人矢部直、加藤仲学、当時の所蔵者へと写されたことがわかる。『紅毛秘方』は財団法人武田振興財団杏《きょう》雨《う》書《しょ》屋《や》に所蔵されている。

横尾元丈は、宝永七年（一七一〇）生まれで安永五年に没した。鍋島家臣川久保邑主神代家侍医として仕え、禄高二五石で春日村尼寺に住居した。『紅毛秘方』の薬方の一例をあげると、「○カンフラン□□一本洗条ノトキハ少シ温ム　焼酒九十六銭　樟脳十二銭　右七日干ス」、「○テリヤアカ焼酒ニテネルヲ云テンキテエルテリアアカ　主治毒虫、蛇□タルニホツシ（木綿）ニ浸シ疵ノ上ニオキ火鉄ヲ用」、「○スヒイルテスマテリカアリス　乳香十六匁　没薬同、琥珀同　焼酒百九十二戔金瘡腐メ止生肉ヲ育シ婦人子宮ヲ健ニシ、経水ヲ調脾胃ヲ調フ　○ノミクスリ也」などとある（副島廣之『勤王の先駆者横尾紫洋』）。カンフランはカンフルであり樟脳の医薬名で強心剤に使用された。テリヤアカはテリアカでヘビなどを原料とする解毒剤である。

横尾元丈が、長崎で修業した時期は一八世紀中頃とみられ、彼は佐賀藩領内で史料的に確認できる最初期の紅毛流外科医の一人ということができる。

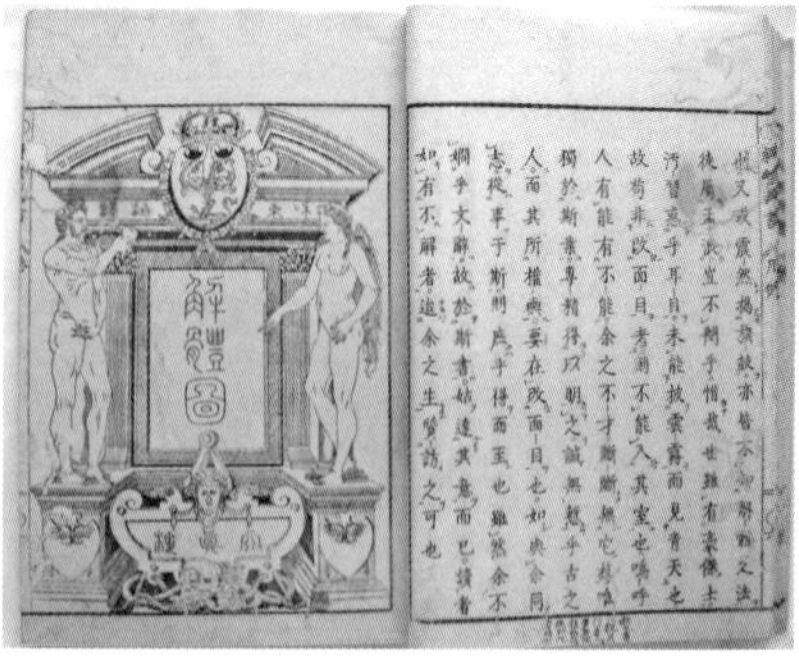

『解体新書』扉絵（佐賀大学地域学歴史文化研究センター所蔵）

『解体新書』と蘭学の興隆

安永三年（一七七四）に杉田玄白らが、西洋解剖学書の本格的な翻訳書『解体新書』を刊行した。『解体新書』の刊行により、漢方医学の五臓六腑説の誤りが知られるようになり、西洋医学への関心が高まった。当時の西洋医学の書物や学問はオランダ（和蘭・阿蘭陀）を通じて渡来してきたので蘭学とよぶようになった。玄白門人の大槻玄沢により『瘍医新書《よういしんしょ》』などのより詳しい西洋医学書の翻訳がすすめられ、また玄白門人宇田川玄随《うだがわげんずい》により『西説内科撰要《せいせつないかせんよう》』などの西洋内科書が出版されることで、蘭学が興隆しはじめた。

蘭方医学が広まってくると、漢方医の中でも蘭方を取り入れて折衷し、処方を出す医師らが現れた。これを漢蘭折衷《かんらんせっちゅう》医《い》とよぶ。その代表的な医師が、京都の荻野元凱《げんがい》で、彼は解剖なども積極的に行い、漢方に西洋医学を取り入れた。『門下姓名録』（『京都の医学史』所収）には八〇六人もの門人名が記載され、その中の長崎を含む肥前門人には、1原田雄伯（長崎人）、2大木養賢（長崎人）、3高崎宣蔵（長崎人）、4西岡健順（佐嘉医官）、5兵動友慶（肥州蓮池人）、6尾形道純（肥前佐賀人）、7初川玄須（肥州蓮池人）、8中村道須（肥前唐津人）、9岩崎栄順（肥前大村医官）、10高橋宣蔵（長崎人）、11今村松瑟（肥前大村家中）、12板坂充謀（肥前大村家中）、13松崎雲仙（肥州小城郡）、14岩永悌養（肥前大村家中）、15渋川良玄（肥州彼杵郡大村）、16山崎右仲（肥前彼杵郡大村）と、一六人が知られる。彼らの医療活動についてはまだ十分な調査がすすんでいない。今後の調査が待たれる。

産科学の新展開と佐賀藩

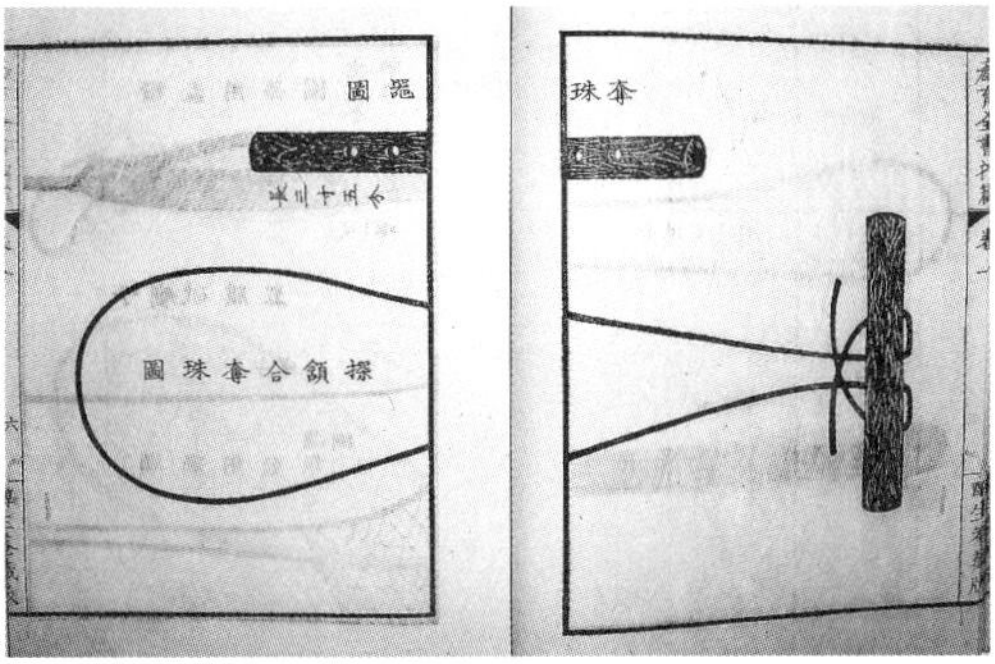

『産育全書』（佐賀大学地域学歴史文化研究センター所蔵）に掲載されている探頷器図

　京都の産科医賀川玄悦《げんえつ》は、鉄製鉗子による分娩術を編み出し、正常胎位を発見した名産科医で、その産科術は賀川流として全国に広まった。長男有斎の門人帳（同前）には九四九人もの門人が記載されている。肥前出身門人を抄出すると、1徳久元寿（肥前、安永四年）、2上田源吾（肥前、安永六年）、3森元益（肥前、天明二年）、4陣雄斎（肥前、天明四年）、5志津田数馬（肥前、天明七年）、6郡仲達（肥前、寛政元年）、7池岱雲蔵（肥前、文化二年）、8大浦玄立（肥前、文化五年）、9中村令策（肥前、文化一二年）、10渡辺玄良（佐賀、天保七年）、11志津田元章（肥前、天保九年）、12久布白泰輔（肥前、天保一一年）、13貞方立泰（肥前、天保一四年）、14楢崎俊朗調（肥前　安政二年）、15近藤楠寿（肥前　文久元年）、16北島道仙（肥前、明治二年）であり、父玄悦の門人も合わせると一〇〇〇人は軽く超える数の門人がいたと推測される。

　賀川玄悦の治療経験を著述し、発展させたのが門人片倉鶴陵《かくりょう》だった。相模生まれで、諱を元周《げんしゅう》、字は深甫、号を鶴陵という。片倉鶴陵の医学論で産科書『青嚢瑣《せいのうさ》探《たん》』の校訂者三人の門人横尾斐、西村翰《かん》、松村文郁《ぶんいく》のうち、横尾と松村が肥前出身医師であるが、二人の詳細な事蹟は不明である。

水原三折と北島常美

　賀川玄悦の鉄製鉗子を改良したのが、京都の産科医水原三折《さんせつ》の探頷器《たんがんき》である。三折は近江国出身で、京都で古方派医師宇津木昆台《うつきこんだい》に本道（内科）を学び、奥劣斎《おくれつさい》に産科を、海上随鴎《うながみずいおう》に蘭学を学び、帰郷して産科を開業した。その間に、ナガス鯨の髭でつくった鉗子である探頷器を創案した。

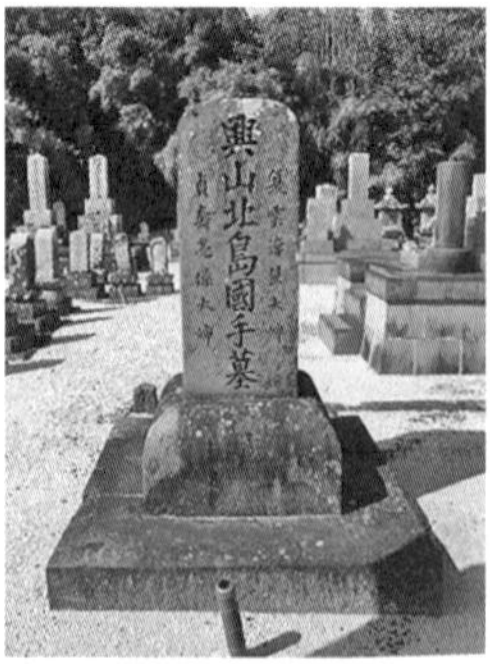

北島泰順の墓（佐賀市八戸町龍雲寺）
（正面）
雲浄翠大姉
興山北島國手墓
貞壽亮操大姉

じつは、賀川流の鉄製鉗子は、医師が未熟な場合には母子ともに傷つける危険があり、より安全な鉗子が求められていた。そこで三折は、鯨の髭を温めると軟化し、冷えると硬化するという性質を利用して、鯨の髭で円紐《えんちゅう》をつくり、その円紐を産道に挿入して、胎児の頷下《がんか》にひっかけて娩出《べんしゅつ》する探頷器を発明した。

『産育全書』は水原三折が、当時の解剖学や妊娠の診断、出産法、投薬などを総合的に網羅して嘉永三年（一八五〇）にまとめたものである。全体が内篇・外篇・附録の三部からなり、内篇では三折の発明した産科種器の用法を論じている。

『産育全書　醇生庵試験方《じゅんせいあんしけんほう》』という巻の例言をみると、「肥前佐嘉北島常美」が謹誌している。北島常美は、佐賀藩産科医である北島泰順《たいじゅん》の二男で泰仙という。常美の父泰順は、天明五年（一七八五）生まれで、賀川門の奥劣斎に学び、修業後佐賀藩に産科医として召し抱えられた。

長崎街道沿いの数え歌に、「一（市）は高橋、二（荷）は牛津、三（産）は泰順、四（詩）は安道、五（碁）は但馬、六（禄）は諫早、七（質）は成富、八（鉢）は皿山、九（句）は十万庵」がある。高橋は佐賀城下西端にある橋で市が開かれていた。「三（産）は泰順」とは産科医北島泰順のことで、名医として知られていたのだった。泰順は万延元年（一八六〇）に没し、龍雲寺《りゅううんじ》（佐賀市八戸町）に葬られた。

『医業免札姓名簿』には泰順門人として、北島元碩、北島三益、三浦清庵、小代泰亮、山本三省などが載る。また嘉永七年の『佐賀城下竈帳《さがじょうかかまどちょう》』の高木町の項には「裏三間　入拾六間五尺四寸、一　禅宗　坂井村慈眼寺　勘解由殿与　六十六才北島泰道、四十三才同　女房、一　同寺　山城殿家来　三十一才北島泰仙、五才同娘

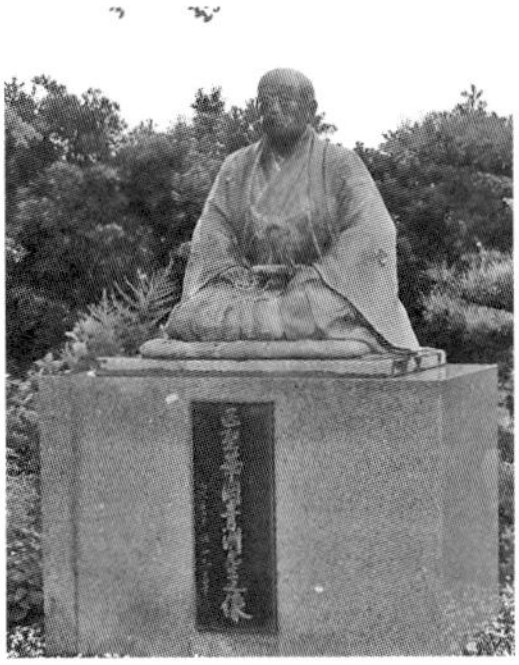
和歌山県紀の川市の青洲の里に建つ医聖華岡青洲先生像

ちり、二十一才同妹のふ、十才同弟捨四郎、〆男女六人」とあり、泰順は泰道の名前で、子泰仙（三一歳）と共に高木町北にそれぞれ住んでいたことがわかる。

泰仙の墓も龍雲寺にあり、「安政三丙辰十月七日　北島泰仙常美　泰岳宗仙居士緑雲浄天大姉、中隈氏」とあるので、常美は泰仙で、安政三年（一八五六）一〇月七日に亡くなったことが判明する。

華岡青洲の麻酔術

吉益東洞《とうどう》の子吉益南涯《なんがい》に医学を学び、さらに紅毛流医学を取り入れて、独自の麻酔外科学を打ち立てたのが紀伊国の医師の華岡青洲である。華岡青洲は、天明二年に二三歳で京都に修業に出て、内科を京都の古方派《こほうは》吉益南涯に学び、カスパル流や伊良子流《いらこりゅう》などの紅毛流外科術を京都の医師大和見立《やまとけんりゅう》に学んだ。

彼は「他人の治し能わざるものを治せんことを目途とすべし、他人の治し能うものを治し得ざるが如き終生の恥辱なり」という意欲で学習を続け、特に麻酔による乳癌手術への応用を考え、研究を続けた。天明五年に帰郷し、外科診療に励むとともに、曼陀羅華《まんだらげ》（チョウセンアサガオ）や草烏頭《そううず》（トリカブト）を主成分とする麻酔薬の研究実験を二〇年も繰り返した。動物実験を続けたあと、人体実験で行き詰まった時、実母の於継《おつぎ》と妻の加恵《かえ》らが協力を申し出た。数度の実験により、母の死と加恵の失明という犠牲を経て、ようやく安定した薬効をもたらす麻沸湯《まふつとう》（別名通《つう》仙散《せんさん》）を生み出した。

麻酔薬である麻沸湯の配合は、「曼陀羅華六、草烏頭二、当帰《とうき》（セリ科の多年草）二、白芷《びゃくし》（ヨロイグサ）一、川芎《せんきゅう》（セリ科の多年草）二、天南星《てんなんしょう》（マムシグサ）

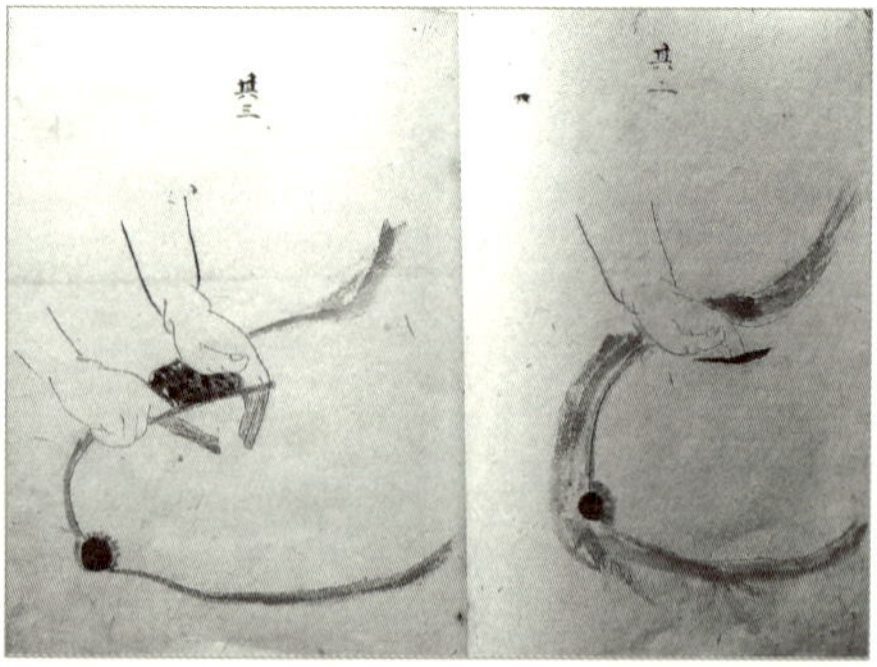

華岡青洲乳癌切除の図（大江医家史料館所蔵）

一、五、水（大人二合、子一合）」（宗田一『日本の名薬』）という。それを患者の体力、症状などに応じて分量を調合して投与していた。

青洲四六歳の文化元年（一八〇四）、大和の藍屋利兵衛母勘女《かんじょ》六〇歳が来院した。診察すると乳癌であった。青洲は、勘女に麻酔による乳癌摘出手術を説明した。勘女もこの青洲の決意に応え、手術を承諾した。青洲は同年一〇月一三日に、勘女に全身麻酔を施して無痛のまま、乳癌の摘出に成功した。じつはすでに末期ガンであったらしく、この四カ月後の翌年二月二六日に勘女は亡くなるのだが、この我が国初（じつは世界初）の全身麻酔による乳癌摘出手術の成功は、全国に伝わり医学界へ衝撃を与え、各地から門人や患者が参集した。

麻酔薬の発明と同時にコロンメスなど外科道具も工夫し、製造は京都寺町の鍛冶真龍軒安則に特注した。これらを使って乳癌手術のほか、兎唇《としん》手術を行い、膀胱結石、骨折整復、骨癌、脱疽《だつそ》など従来は困難だった外科手術を次々と成功したのだった。

青洲の紀伊平山の学塾兼医院である春林軒へは、全国各地から門人が参集し、さらに青洲弟の鹿城《ろくじょう》が文化八年に堺の診療所を開き、文化一三年には大坂中之島で合《がっ》水堂《すいどう》を開いた。

現存門人帳には、天明八年から万延元年（一八六〇）までの七二年間に、陸奥から壱岐、対馬まで六八カ国から訪れて、春林軒と合水堂で学んだ一八八七人が記載されている（高橋克伸「華岡家所蔵『門人録』翻刻資料」（国立歴史民俗博物館研究報告第一一六集「地域蘭学の総合的研究」所収））。なお、二千二百人余りの門人説もある

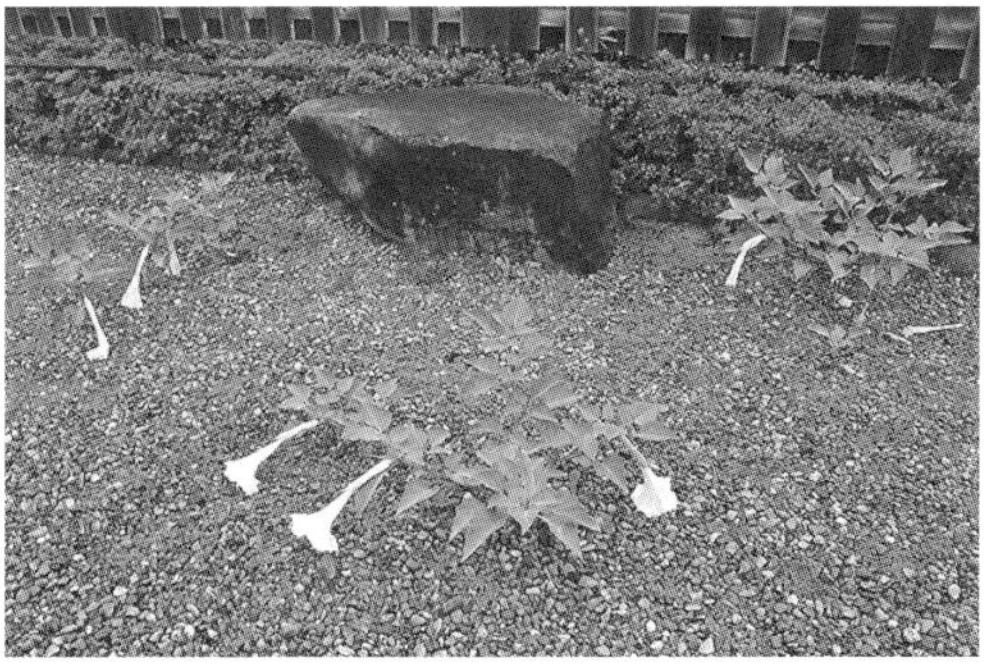
春林軒の庭に咲く曼陀羅華

華岡流外科の佐賀門人

門人帳に見える肥前出身者は、1川口春台〔唐津大川野〕、2井上友庵〔蓮池家中〕、3佐野仲安〔佐賀郡佐賀片田江〕、4松浦貞斎〔唐津〕、5田代純碩〔唐津堤川〕、6納富順益〔佐賀郡佐賀〕、7河原文伯〔杵島郡武雄〕、8奥川栄哲〔杵島郡武雄〕、9納富宗益〔藤津郡鹿島城〕、10永田杏庵〔佐賀郡蓮池〕、11林道慶〔佐賀〕、12井上仲乙〔佐賀藩中〕、13納富宗益〔藤津郡鹿島城〕、14三田昌仙〔佐賀藩中〕、15相良春栄〔佐賀〕、16香田文碩〔佐賀藩中〕、17相良柳沢〔小城郡小城町〕、18清水宗安〔佐賀領柄崎〕、19川副孝哲〔佐賀材木町〕、20川口左門〔松浦郡大川野村〕、21川口春龍〔松浦郡大川野村〕、22納富宗謙〔藤津郡鹿島〕、23毛利理藤太〔杵島郡〕、24坂井英春〔神崎郡蓮池〕、25井上静軒〔佐賀〕、26佐野栄寿〔佐賀藩中〕、27鶴田文斎〔唐津藩〕、28富永文英〔鍋島藩〕、29阿部又男〔鍋島藩〕、30河村束〔唐津〕の三〇人が知られる。

華岡門人井上友庵の外科手術

井上友庵《ゆうあん》は、華岡家の門人帳に「文化十二乙亥十月廿七日　肥州蓮池家中　井上友菴（庵）　紀州伊都郡妻村　請人　北垣小三郎」と記されており、文化一二年（一八一五）に紀伊の華岡塾に蓮池藩医として入門し、華岡青洲の外科手術を学んだ。友庵は修業後に帰郷し、兄の仲民《ちゅうみん》の死後、その遺児仲乙《ちゅういつ》を助けて佐賀藩領内で治療を続け、文政七年（一八二四）二月に佐賀本藩に切米二〇石で鍋島斉直の御側外科医として召し抱えられた。

草場佩川《はいせん》（珮川とも）という多久藩儒者で、のちに佐賀藩弘道館教授となった儒

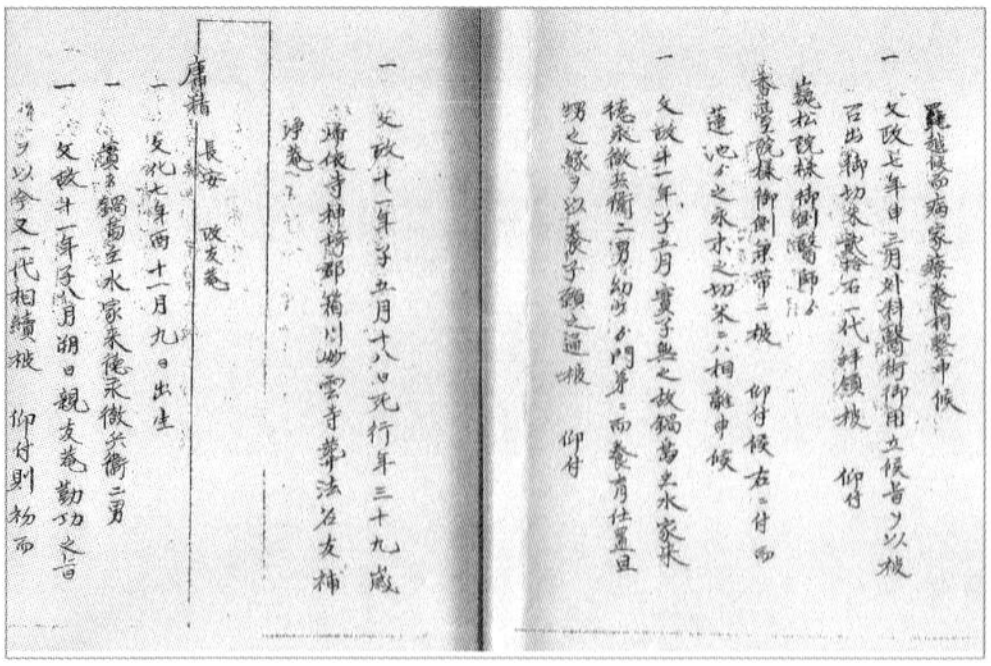

井上友庵とその子庸精の系図（佐賀県立図書館複製資料）

学者がいる。佩川の日記を『草場珮川日記』といい、三好嘉子氏校注で活字化されている。この下巻に井上友庵が麻沸湯を使った外科手術記事が出ていた。

文政七年五月一七日に、佩川は、佩川妻の実家西家の五男である在三郎姱叔《かくしゅ》に瘤ができたので、華岡門人として知られていた井上友庵を訪ねて診察を乞うた。手術は、文政七年閏八月九日に行われた。『草場珮川日記』には「姱叔在江原平治兵家、請井上友菴治瘤、友菴先遣弟徒、与麻沸湯、及夜、友菴至時、眄眩《べんげん》已甚、瞳子散乱、摘肌不覚、乃剖而療之」とあり、閏八月九日に、姱叔は江原平治兵家にて井上友庵の手術を受けることになった。友庵はまず弟子を派遣して麻沸湯を与えた。夜になって、友庵がやってきた時、姱叔は両目がふさがり瞳が散乱した状態で、肌をつねってもわからない状態だった。そこで皮膚をさいて瘤をとって治療した。翌十日の未の刻（午後二時から四時）になって、「姱叔至未牌（未の刻）、薬気始醒、譫語（うわごと）乃止、問其痛否、答曰、曽不知医之来、豈覚其痛楚（痛み苦しみ）邪」とあり、午後に目覚めた姱叔は、医者の来たのも知らず、痛みも苦しみもまったく感じなかったと述べた。この時の手術は見事成功した。その一年後、姱叔は江戸の幕府昌平黌《しょうへいこう》に学び、学力を高めて帰郷し、漢学者として高名になった。安政四年、多良岳で遭難して亡くなるまで、手術後三〇年以上生きていた。

友庵はこの手術後、五年ほどして三九歳で死去したため、ほかの手術記録は残されていない。兄仲民の遺児仲乙も天保二年に華岡家に入門し、仲乙の養子仲民（静《せい》軒《けん》ともいう）もまた華岡家に嘉永二年に入門している。華岡流外科医の井上家は、佐賀藩外科医、好生館外科医としての活動が続いた。墓はいつしかまとめられ、佐賀市木原の宗専寺《そうせんじ》にある。

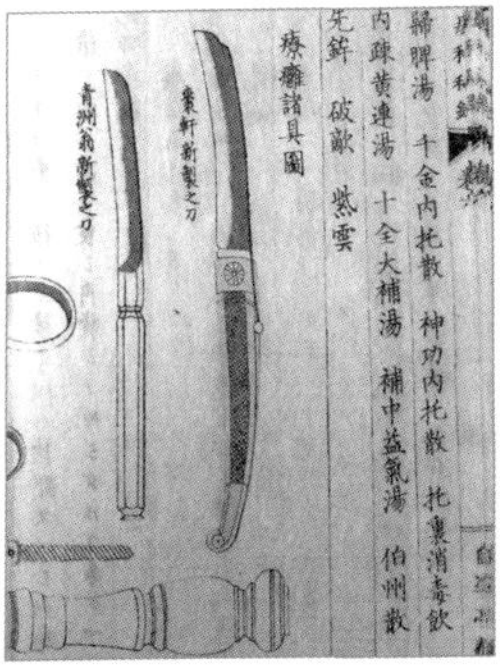

華岡青洲と門人本間棗軒の刀（ランセッタ、メス）。（本間棗軒『瘍科秘録』所収、個人蔵）

井上友庵の外科道具

友庵は、華岡青洲のもとで二年間の修業をし、帰国前の文化一四年に、蓮池藩へ外科道具の購入願を出し、不足した二五両の支援を願っている（『蓮池藩日記』）。その願いは認められ、友庵は、京都三条通の安信という鍛冶師から、大中小のランセッタ（メス）、口中手術道具、剃刀、鋏、毛抜き、ノコギリなどのほか、ヒストロス、サクリ、カテイトル、ランビキなども購入している。

友庵は、クジラ製のサグリを二本、代三匁五分で購入した。サグリは、産科道具で妊娠状態を膣内からさぐるための道具。カテーテルは「但銀細工男形　一　カテイトル　壱本　代五拾匁、但シ銀　一　同女ノ形　壱本　代八匁五分」とあり、男用が銀細工で五〇匁、女用は銀製で八匁五分と、男用の五分の一以下の価格である。カテーテルは、医療用中空細管のことで、江戸時代は、尿道に挿入して尿閉を治療する道具として使われ、男性の尿道は約一六～二〇センチ、女性尿道は四～五センチなので、友庵は男性用の長いものと女性用の短いものを京都の鍛冶師から購入したのだった。

京都から購入したということは、すでに文化年間には我が国で西洋式カテーテルが模倣製造されていたことがわかる。のちにゴム製のカテーテルも発明されている。

友庵は、赤金のランビキ一組を代六五匁で購入した。かなり高価である。日本で江戸時代に薬油や酒類などを蒸留するのに用いた器具で南蛮人も用いた。ヨーロッパで用いられたアランビック蒸留器がもとの語源とされる。武雄市歴史資料館・図書館には、二八代領主鍋島茂義が御庭焼の窯で焼かせた豪華な磁器製ランビキが所蔵されている。

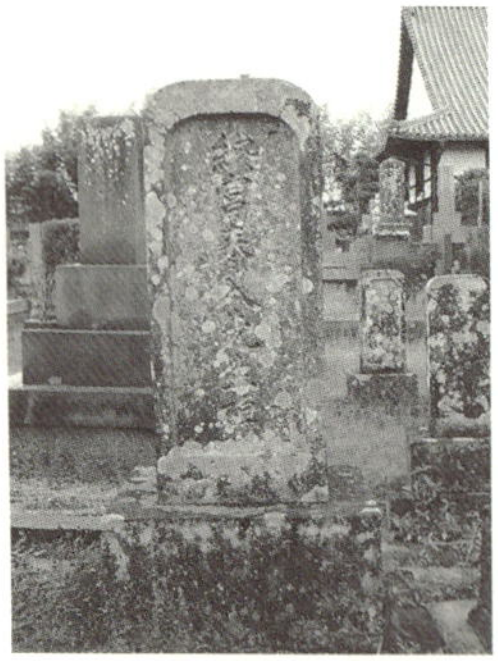

納富順益（春入）の墓（佐賀市与賀町泰長院）

ほかの佐賀藩華岡流門人たち

ほかの華岡門人をみると、納富順益は文政七年に華岡青洲に入門し、帰郷後納富春入《しゅんにゅう》として佐賀藩医となり、天保五年に設立された佐賀藩医学寮の教授を務めた。嘉永七年（一八五四）に肺を患って亡くなった。墓は泰長院《たいちょういん》（佐賀市与賀町）に門人らによって建てられた。

相良柳沢《りゅうたく》は小城藩医の頭取役を務め、その子柳逸《りゅういつ》は、幕末期に長崎に来日したオランダ人医師ボードインに学び、キュンストレーキ（解体人形）のオランダ語版解説書『人工体普録』を残している。

佐野栄寿は、のちの佐野常民で、華岡青洲のほか、京都の広瀬元恭《げんきょう》、大坂の緒方洪庵、江戸の伊東玄朴《げんぼく》ら蘭学者に学び、嘉永六年に佐賀藩精煉方主任となり、佐賀藩の幕末軍事改革を推進した。維新後は新政府に仕え、大蔵卿や元老院議長などを歴任し、西南戦争時には敵味方の別なく治療する博愛社（のちの日本赤十字社）を創立した。

納富宗益は、鹿島藩医で文政一〇年四月一〇日に、大坂の合水堂に入門した。帰郷後、鹿島藩医を務めていたが、天保六年に合水堂に再入塾した。13納富宗益がそれである。納富宗謙《そうけん》は宗益の子で、江戸で華岡門人の下条通春に学んでいたが、弘化三年（一八四六）に、父と同じく大坂の合水堂に入門した。帰郷後は鹿島藩医を務め、安政三年には佐賀本藩の種痘医を務めている。明治三六年（一九〇三）に九歳で没した。

佐賀藩医学教育の普及

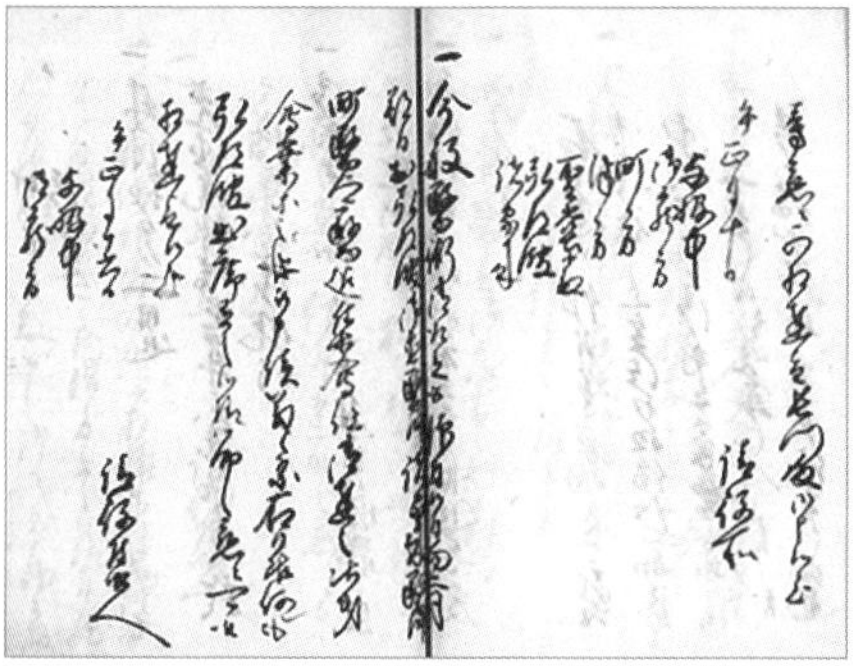

天明五年（一七八五）、医学教育開始触れ状（鍋島家文書、鍋島報效会徴古館所蔵、佐賀県立図書館寄託資料）

佐賀藩医学教育の開始

一八世紀中頃以降、佐賀藩や支藩小城藩では、京都や江戸・大坂・長崎などへの医学稽古を奨励し、一孤《いっこ》兵粮《ひょうろう》などとよばれる支援金を出し、すぐれた医師の養成につとめていた。しかし、他領への医学稽古は、やはり費用がかかるので、佐賀藩内での医学教育が求められるようになった。

天明元年（一七八一）佐賀藩第八代藩主鍋島治茂が松原小路に藩校弘道館《こうどうかん》を設立し、朱子学者古賀精里《せいり》を教授として、学規と学則を定めて藩士の再教育を開始した。精里の目指したものは、家格世襲制の弊害を打破し、学問を身に付けた、政治社会に有益な役人を育てることであった。

武士と同様に、領内の有益な医師を育てるために、天明五年（一七八五）正月一五日に領内に次のような命令を出した。

　今般（天明五年）、医術御取り立て仰せ付けられ候につき、向こう二月朔日、弘道館において御直医師・諸家医師・町医・郷医迄集会仕り、御達しの御儀、会業の儀、申し談じられ儀の条、右日限、何れも弘道館出席これあり候様、筋

々、懇ろに相違せられるべく旨に候哉、

弘道館において医学教育を開始するにあたり、藩医はもとより村や町の医師まで弘道館での医学講義に参加できるようにした。佐賀藩による医学教育の開始である。しかし、弘道館での医学教育は、医師らに十分理解されず、強制力も伴わなかったため、あまり振るわなかった。

『学政管見』から医学寮へ

一九世紀前半になると、佐賀藩の儒学者で幕府儒者にもなった古賀精里の長男で佐賀藩儒者古賀穀堂《こくどう》は、文化三年（一八〇六）に『学政管見』という意見書を九代藩主斉直に呈し、「学問ナクシテ名医ニナルコト覚束ナキ儀ナリ」、「近来蘭学大ニ啓ケテソノ学ブ処ハ（中略）世界一統ノコト」と蘭学のすすめと新たな医学校の設立を説いた。

新たな医学校では外科・小児科・口中科・眼科・鍼治《しんじ》・按摩・本草科など種々の科は残らず稽古したいものであるなどと述べ、藩による積極的な医学研修の場としての医学校の創設を提言した。しかし九代藩主の時代には、財政難が深刻でこの提言は実現できなかった。

鍋島直正が天保元年（一八三〇）に一〇代藩主として家督相続してから、穀堂の提言が実を結ぶことになった。天保五年七月一六日に「医学寮被相建、取立之儀両御丸御医師之内より兼帯、さて又、学館教職より懸り合、御遣料為御試米拾石被差出度旨、請役所より伺之通被仰付」（「直正公譜」『佐賀県近世史料第一編十一巻』）

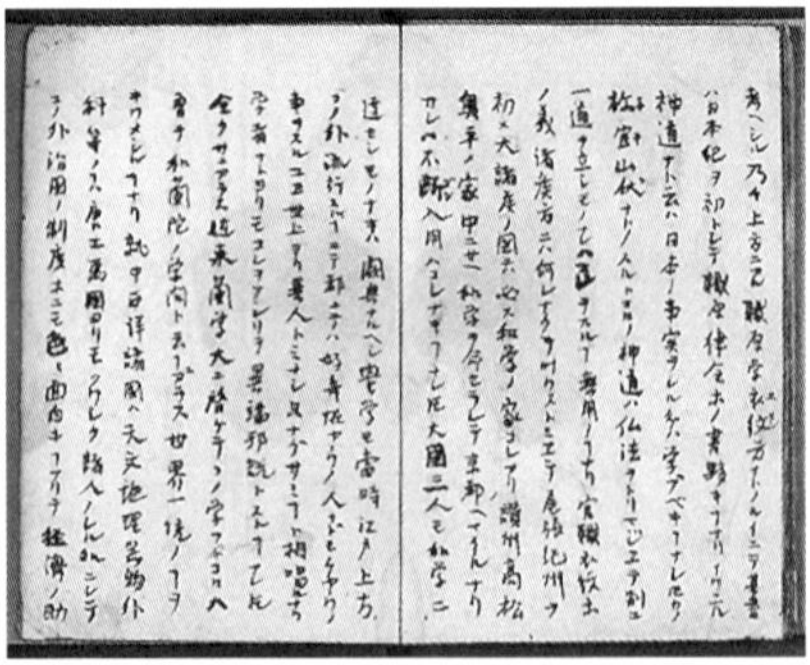

古賀穀堂の『学政管見』（鍋島家文書、鍋島報效会徴古館所蔵、佐賀県立図書館寄託資料）

という触れが出され、医学寮を建てること、医学寮の医師は（本丸と西の丸の）両御丸御医師のうちから兼業させ、また学館（弘道館）より事務の係を出すこと、御遣料（運営経費）は試しに米一〇石を出すことなどの方針が示された。

この三カ月後の一〇月二一日、医学寮は八幡小路（のちの水町昌庵《みずまちしょうあん》宅）に開講し、「内科に西岡長垣、牧春堂、古賀安道、福地道林等、外科には町医納富春入あり。就中、納富は名声高く切腹をし損じたる者の腸を包み、陰嚢の瘤を切断し、婦人の陰門より情夫の挿入せる木片を抜き取りたるなどのことありて、のちに古賀穀堂の痔花を截りたるも此人なり」（『鍋島直正公伝』）という陣容で発足した。

蘭方医島本良順

この医学寮の初代寮監となったのが島本良順《りょうじゅん》（号龍嘯《りゅうしょう》）であった。蓮池町（佐賀市柳町）の漢方医の家に生まれ、医業を継いだ。安永三年（一七七四）に杉田玄白らによって『解体新書』が刊行され、その後二、三〇年経った寛政年間になると、地方にも蘭学書籍が普及し始めた。良順は、玄白門人宇田川玄随《うだがわげんずい》がまとめた『西説内科撰要』（寛政五年から刊行開始）という西洋内科書に刺激され、西洋内科の研究の必要性を感じて、一念発起して長崎のオランダ通詞について蘭学を学んだ。長崎から帰って佐賀城下の蓮池町で蘭方医として開業した。

文政五年（一八二二）に神埼郡仁比山村《にいやま》（神埼市神崎町）の農民の子、執行勘《しぎょうかん》造《ぞう》（のちの伊東玄朴《げんぼく》）が入門した。勘造の才能を見抜いた良順は、長崎でオランダ通詞猪俣伝次右衛門家で学ぶことをすすめ、自らは同年末に大坂に出て、漢学者篠崎小竹《しょうちく》に入門した。篠崎小竹の門人帳『輔仁姓名録・麗沢簿』（『名家門人録集』

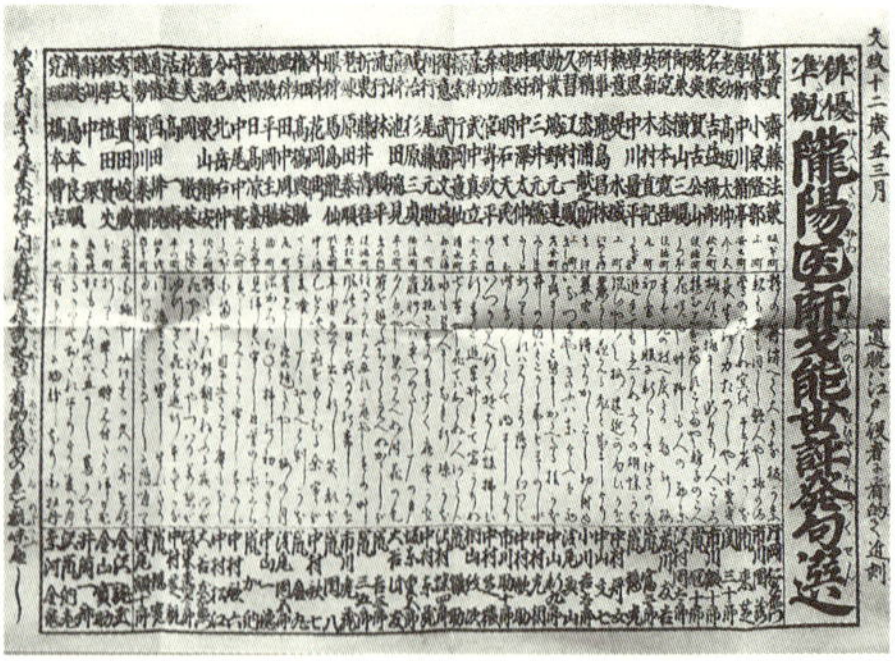

番付左上の橋本曹（宗）吉の右隣に島本良順の名が見える（『大阪医師番付集成』思文閣出版）

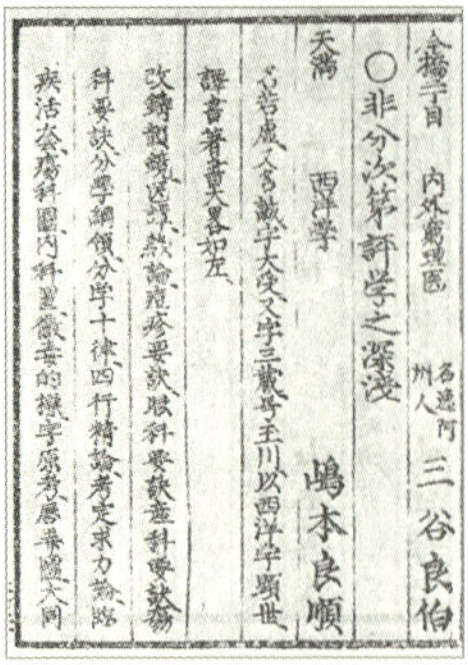
会稽一百　内外兼理医　名達阿州人　三谷良伯
○非分次第評学之深浅
天満　西洋学　嶋本良順
名若虚又名誠字大受又字三蔵号玉川以西洋学顕世
譯書著書大略如左
改鋳医譚、熱論、痘疹要訣、眼科要訣、瘍科要訣
科要訣、分学綱領、分学十律、四行精論、考定求力論
痃活奏、瘍科図、内科翼、徽毒的擬、字原考、暦象

『海内医林伝』にみる嶋（島）本良順は「名は若虚・誠、字は大受・三蔵、号は玉川、西洋学をもって世に顕れる」と記されている

所収）に「330島本良順　肥前佐嘉　医員　好蘭学　同（一一月二〇日）但馬天民介」（数字は門人帳の最初からの通し番号で、『名家門人録集』の編集者がつけたもの）とある。大坂で、漢学と蘭学を修業した良順の学識は高まり、文政八年九月発行の『浪花御医師名所案内記』（『大坂医師番付集成十二』）に頭取として「テンマ（天満）島本良順」と記されるまでになった。

文政一二年三月刊の『俳優準観朧陽医師才能世評発句選』には、最上級の欄に「解剖　中環　糸町端、精緻　島本良順　西天満、窮理　橋本曹（宗）吉　塩町」とあり、中環《なかたまき》（天游《てんゆう》、緒方洪庵や大庭雪斎《せっさい》の師）や橋本宗吉と並んで記載されるほどの、西天満町に住む精緻な西洋学専門の医師（蘭方医）として評価されるようになった。

文政一一年（一八二八）に出版された『海内医林伝』という名医略伝によれば、島本良順の著書・訳書は、医譚、熱論、痘疹要訣、略語解、履詞解、暦算図、求力論など一六部以上になるという。良順は大坂でも西洋学全般に通じた大変な名医だった。以後の大坂医師番付には良順の名前が出てこないので、おそらく文政年間末か文化年間初めまでに佐賀城下に戻ったとみられる。佐賀城下に戻ってからの良順の動向の一部は、古賀穀堂の日記に出てくる。

古賀穀堂は、鍋島直正が天保元年に一〇代藩主として家督相続すると、年寄相談役に任じられ、翌年、直正に「済急封事《さいきゅうふうじ》」という改革意見書を提出した。

穀堂の日記『琴鶴草堂暦記』（『佐賀県近世史料第八編四巻』）の天保四年五月七日記事には「成就院文会、島本良順為主、談西洋社中委（萎）茶無至者　因嘆士俗衰颯　絶無意気　不若且止　寄書于大児拙荊及家奴也」とあり、島本良順が、成就院

■佐賀藩蔵書の西洋医学書のオリジナル言語の出版年表

出版年 言語	1800年以前	1801〜1810年	1811〜1820年	1821〜1830年	1831〜1835年	1836〜1840年	1841〜1845年	1846〜1850年	1851〜1855年	1856〜1860年	1860年以降	出版年不明	全計
蔵書数	2	0	1	2	0	12	4	3	16	16	2	0	68
オランダ語	2	0	0	1	0	2	0	0	11	9	1	0	26
ドイツ語	1	1	0	0	1	4	3	7	7	0	1	2	27
その他	0	0	0	2	2	4	1	3	1	0	0	1	15
	3	1	1	3	3	10	4	10	19	9	2	3	68

小澤健忠「佐賀藩が利用していたオランダ語医学書」（佐賀大学地域学歴史文化研究センター研究紀要８号、2014年）

で詩文会を主催したが、西洋社中は萎微して至る者がない状態だったと記している。成就院は現在の佐賀市柳町にある八坂神社南側の成就院橋の西北側のたもとにあったという。

古賀穀堂は天保五年の医学寮の創設にあたって、大坂で名医として知られた島本良順を初代寮監として、西洋医学の風を佐賀藩に吹き込み、医学における旧弊を阻もうとしたのだった。

『栞鶴堂日史』の天保六年八月三〇日の記事をみると、光明寺《こうみょうじ》（佐賀市呉服元町）にて、古賀穀堂を招き、ほかに弟子の医師一〇人ばかりの前で、解体された人間の骸骨を飾り、人体の構造を解説したことが記されている。

医学寮では、漢方医学を基本としつつも、最新の西洋医学、特にオランダ語版によるドイツ医学が導入されていた。小澤健志《たけし》氏の研究によれば、佐賀藩の所蔵していた洋書目録には、兵砲書一五五部、船学書三五部、理学書三二部など全七三二部が掲載され、そのうち医学書では実際の六八部の医学書の原典を丁寧に調査すると、ドイツを原著とするオランダの医学書が多いこと、天保六年頃から、ドイツ医学書を原著とする教科書を使用し始めていることが判明した。佐賀藩医学寮での西洋医学教育の内容は、すでにドイツ医学へと移行しつつあったのである。

しかし、先進的な西洋医学教育をめざし、佐賀各藩領の医師の参加をよびかけたにも関わらず、医師らの理解が不十分で、この医学寮へは思うように医学生が集まらず、いったんは衰退したようである。良順は、嘉永元年（一八四五）一一月一三日に病没し、呉服元町の光明寺に葬られたが、のち柳町専福寺《せんぷくじ》に改葬された。

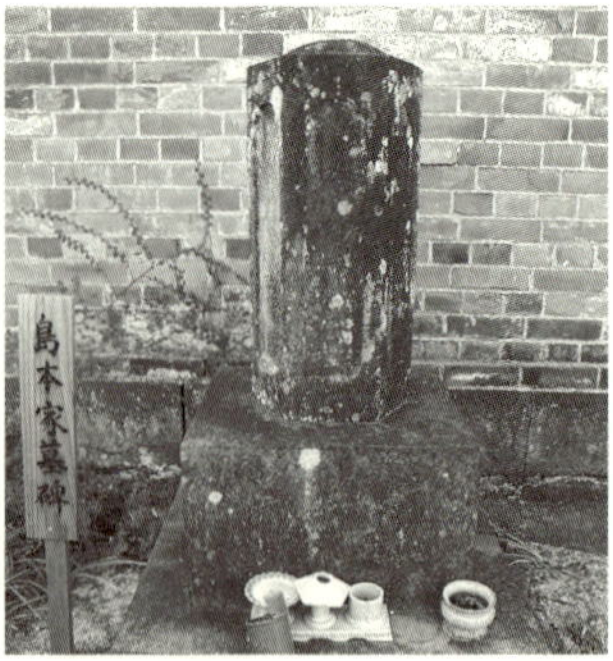

島本良順家の墓（佐賀市柳町専福寺）

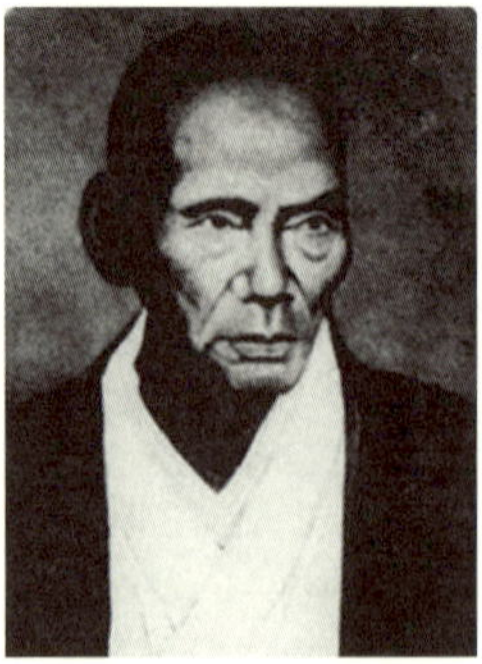
伊東玄朴像（伊東栄『伊東玄朴伝』国立国会図書館所蔵）

伊東玄朴の登場

島本良順に続いて佐賀藩の蘭学を推進したのが伊東玄朴である。文政五年（一八二二）に、良順のすすめでオランダ通詞の猪俣伝次右衛門家へ就学した執行勘造は、幸いなことに、文政六年に来日したオランダ商館医シーボルトにも学ぶことができた。この時期には滝野玄朴と名乗っていた。同期の塾生に東北の水沢（岩手県奥州市）の出身医師高野長英がいた。シーボルトの鳴滝塾で猛勉強をして実力をつけた彼は、文政九年猪俣家一家とともに江戸に向かった。玄朴の師匠猪俣伝次右衛門は沼津で亡くなった（切腹説がある）が、子の源三郎が幕府の天文方にオランダ通詞として勤めることができた。

文政一〇年に、幕府天文方役人高橋景保《かげやす》がシーボルトに贈る日本地図の包みを源三郎に渡し、源三郎はその包みをシーボルトに渡すように玄朴に頼んだ。玄朴は帰郷のついでに、長崎でその包みをシーボルトに届けた。その後、玄朴は江戸に戻り、翌文政一一年、猪俣伝次右衛門の娘照と結婚した。玄朴二九歳、照一七歳の新たな旅立ちであったが、同年にシーボルト事件が起こり窮地に陥った。

シーボルト事件とは、シーボルトが帰国時に国外持ち出し厳禁の日本地図を持っていたことなどが発覚し、関係者が処分された事件である。玄朴は事件の知らせを受けると、滝野から母方の親戚の伊東姓を受け、伊東玄朴と改名し、佐賀本藩武士の身分を得て、包みの中身は何も知らなかったと自首して罪を逃れることができた。しかし、義兄にあたる猪俣源三郎は入牢となり、自害して果てた。ただし、天文方に務める蘭方医青《あお》地《ち》林宗《りんそう》の書いた検死調書には病死とあり、事件の累が伊東玄朴に及ばぬようにしたとも考えられる

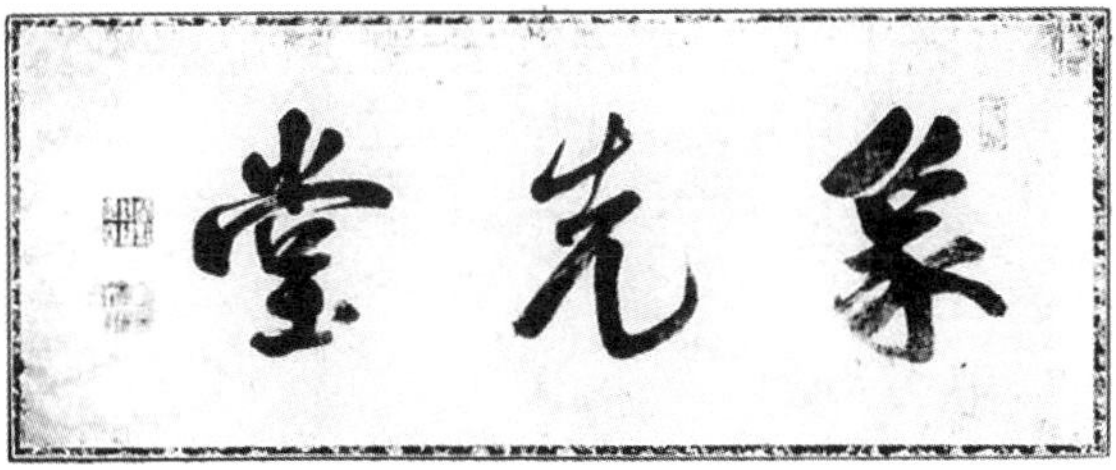

「象先堂」の扁額は、友人の漢学者大槻磐渓が撰び、越前鯖江藩主間部詮勝の筆という（伊東榮『伊東玄朴伝』国立国会図書館所蔵）

こうして窮地を逃れた玄朴は、蘭方医としての活動を続け、天保二年に鍋島直正に七人扶持で召し出され、佐賀藩医となり、天保四年には、江戸下谷和泉町に、間口二四間（約四三メートル）もある大きな蘭学塾 象先堂《しょうせんどう》を開くことができた。診療所・調薬所・塾生寄宿所を備え、医師養成とともに診療を行った。

医学・蘭学塾象先堂

天保期における象先堂の様子は、天保一〇年に入門した佐賀出身の山村良哲《りょうてつ》（のち金武良哲）が記した日記に詳しい。西留いずみ氏の調査によれば、良哲は玄朴の代診を務めるかたわら、蘭書の会読やオランダ語の中級文法書『セインタキス』などの筆写をすすめ、また玄朴の鳴滝塾時代の友人である戸塚静海《とつかせいかい》の外科手術を見学し、西洋医学と蘭学の勉強も行っていた（「天保期における伊東玄朴塾「象先堂」の蘭学修業」『国史学』二一二号）。

佐渡から入塾し、のち蕃書調所出役《ばんしょしらべしょしゅつやく》になった柴田収蔵も日記を残した。吉田忠氏の調査によれば、収蔵の入門を取り次いだのが、五郎川才八改め池田洞雲で、塾の規則を教えたのが上村周聘《しゅうへい》で、入門時には「此節塾頭池田洞雲、塾監田上宇平太、助教伊東玄桂、知事浅［砂］沢杏雲也」（『柴田収蔵日記』）とあり、当時、象先堂塾には二十数名が在塾していた。収蔵は『ガランマティカ』（初級文法書）や『セインタキス』などのオランダ語の文法書、ドイツ人医師チットマンの外科書の蘭訳本などの会読や筆写につとめた。塾では語学力で席次を決めており、宮田魯斎《ろさい》が知事役の時の第一位は徳島出身の高畠五郎で、第二位が佐賀出身の上村周聘だった（「柴田収蔵の蘭学修業」佐賀大学地域学歴史文化研究センター研究紀要一一号）。

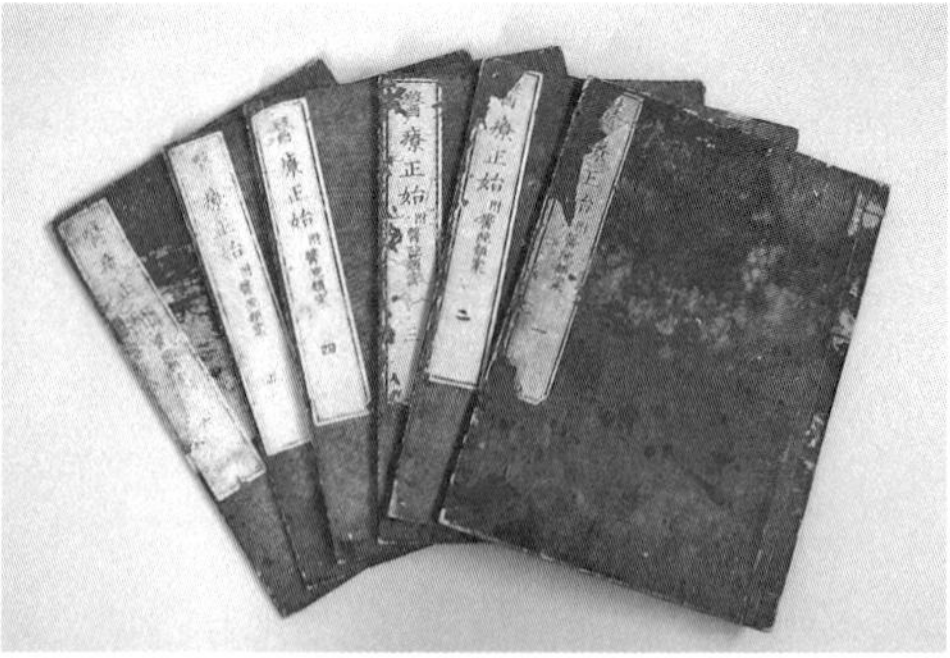

『医療正始』はドイツ人医師ビスコフの内科書のオランダ語版を伊東玄朴と箕作阮甫が翻訳したもの。天保六年（一八三五）から弘化四年（一八四七）まで二一冊が刊行され、インフルエンザに「印弗魯英撤」という漢字を初めてあてたといわれている（個人蔵）

象先堂塾では、ヨーロッパからの原書も多く有しており、伊東玄朴は坪井信道《しんどう》・戸塚静海と並ぶ江戸の三大蘭方医と評され、全国から述べ四〇〇名を超す多くの門人が集まり、津田真道《まみち》、神田孝平《たかひら》、松木弘安《こうあん》（寺島宗則《てらしまむねのり》）、武田斐三郎《あやさぶろう》ら幕末から明治期にかけて全国的に活躍する人物を輩出した。

佐賀の伊東玄朴門人

佐賀藩領出身の門人は、門人帳記載四〇六人中四四人が知られる。1上村春庵〔佐賀藩〕、2大石良英〔佐賀藩〕、3小山良益〔神埼〕、4堤柳翠〔小城〕、5宮崎元益〔小城〕、6志田文庵〔武雄〕、7古河玄節〔佐賀〕、8志津田元昌〔佐賀〕、9水町玄道〔小城〕、10久米良泰〔佐賀〕、11山村〔金武〕良哲〔佐賀〕、12奥川文郁〔武雄〕、13後藤又次郎〔佐賀藩〕、14村田有山〔小城〕、15高宗榮倫〔佐賀〕、16渡瀬長垣〔佐賀〕、17池田洞雲〔佐賀藩〕、18上村周聘〔佐賀藩〕、19永松蕙橋〔佐賀藩〕、20神代玄哲〔小城〕、21杉谷雍助〔佐賀藩〕、22島本謙亮〔佐賀〕、23斎藤玄周〔小城〕、24石井中貞〔武雄〕、25城島禎庵〔佐賀藩〕、26久池井辰吉〔武雄〕、27島田東洋〔栄城藩〕、28原稱南〔佐賀〕、29山口元逸〔多久〕、30鶴蔵六〔多久〕、31高木元仲〔佐賀藩〕、32宮田魯斎〔佐賀藩〕、33尾形良益〔多久〕、34石動貫吾〔小城〕、35千々岩了庵〔蓮池藩〕、36島本良順〔佐賀〕、37津田春耕〔佐賀藩〕、38岡橋賢道〔多久〕、39深江謙三〔多久〕、40水町三省〔佐賀藩〕、41中野雲桂〔佐賀藩〕、42香田文哉〔小城藩〕、43小野宅右衛門〔小城藩〕、44宮崎元立〔小城藩〕である。

最初の門人上村春庵は、吉益東洞《とうどう》門人だった初代春庵の子孫で四代目春庵であり、四歳年上の玄朴を慕って江戸に出て、象先堂開塾以前から西洋医学を学んでいた。

郵便はがき

料金受取人払郵便

博多北局
承認

0215

差出有効期間
2020年 8 月31
日まで
（切手不要）

812-8790

158

福岡市博多区
奈良屋町13番 4 号

海鳥社営業部 行

通信欄

通信用カード

このはがきを，小社への通信または小社刊行書のご注文にご利用下さい。今後，新刊などのご案内をさせていただきます。ご記入いただいた個人情報は，ご注文をいただいた書籍の発送，お支払いの確認などのご連絡及び小社の新刊案内をお送りするために利用し，その目的以外での利用はいたしません。

新刊案内を［希望する　希望しない］

〒　　　　☎　（　　）

ご住所

ご氏名《フリガナ》　（　　歳）

お買い上げの書店名

佐賀藩の医学史

関心をお持ちの分野

歴史，民俗，文学，教育，思想，旅行，自然，その他（　　）

ご意見，ご感想

購入申込欄

小社出版物は全国の書店、ネット書店で購入できます。トーハン，日販，大阪屋，または地方・小出版流通センターの取扱書ということで最寄りの書店にご注文下さい。なお、本状にて小社宛にご注文下さると、郵便振替用紙同封の上直送いたします。送料無料。なお小社ホームページでもご注文できます。http://www.kaichosha-f.co.jp

書名		冊
書名		冊

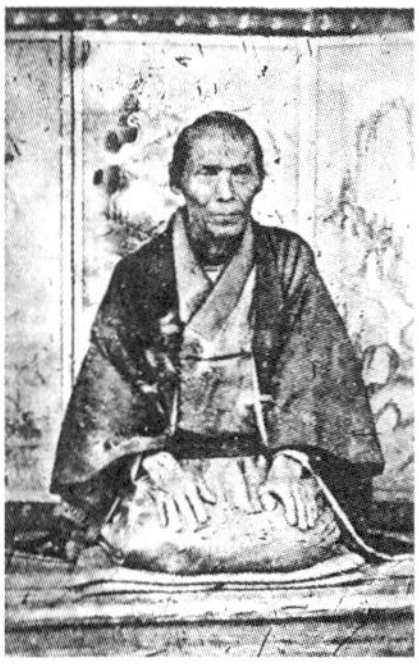
金武（山村）良哲（金武良弘氏所蔵）

象先堂開塾前の天保三年に没してしまったが、玄朴の最初の門人として門人姓名録に記録されたのであろう。その子孫は代々佐賀で医業を営み、現在のうえむら病院につながっている。

大石良英《りょうえい》は、象先堂で学んだあと長崎でも修業し、弘化元年（一八四四）に鍋島直正侍医に取り立てられ、佐賀藩の西洋医学普及と種痘導入に積極的な役割を果たした。翻訳書に『昆剌地印度吐瀉』（野中烏犀圓《うさいえん》家蔵）がある。安政五年（一八五八）のコレラ流行時に翻訳したものとみられる。元治二年（一九六五）没。

宮崎元益は玄朴や京都の小石元瑞《げんずい》に学んだ小城藩蘭方医で、『医業免札姓名簿』の嘉永七年（一八五四）の項目に、「内科　宮崎元益　四拾八歳」とあるので、文化四年（一八〇七）年生まれと推定できる。その子宮崎元立も、文久元年（一八六一）に象先堂に入門し、江戸で幕府の洋書調所の教授手伝いをし、生麦事件の賠償問題の時に交渉文書を翻訳し、堀達之助編『英和対訳袖珍辞書』の校正を行うなど、我が国英学研究の先駆者の一人となった。

山村良哲は、島本良順に学び、天保一〇年一〇月、象先堂へ入門した。玄朴の代診などをしつつ、医学書の原書を読み、筆写に励んだ。天保一二年に帰郷後は、佐賀城下で開業し、武雄鍋島家の家臣にもなった。嘉永七年（一八五四）の佐賀城下『竈帳』（町人の住民台帳）には、金武良琢と記されている。安政五年（一八五八）に藩の医学校好生館の指南方に任命され、西洋医学教育を推進した。維新後の明治二年（一八六九）に好生館教導方、明治四年に精煉方御仕組方として出仕した。明治の初めに顕微鏡を自製している。明治一七年二月二八日没。七四歳。

池田洞雲は玄朴の弟で、佐賀藩士の養子となり、のち武雄家の家臣となるも、藩

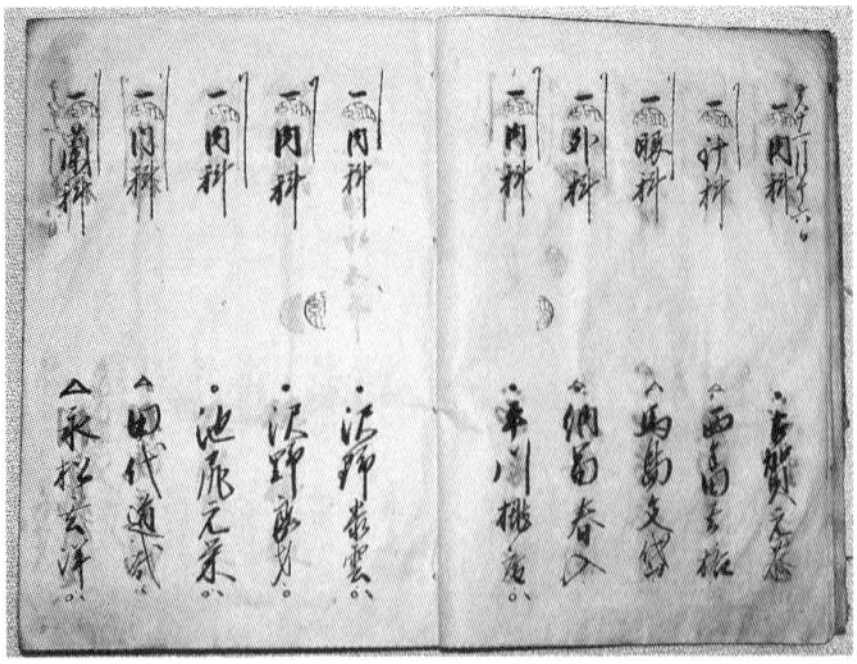

『医業免札姓名簿』（佐賀県医療センター好生館所蔵）に蘭科とある永松玄洋

命で医師池田玄瑞の養子となった。象先堂で塾頭を務めたが、安政二年一〇月二日に没し、東京麻布の賢崇寺に葬られた。

上村周聘はもと石井忠驍《ただたけ》四男で、四代上村春庵の養子となり、五代春庵となった。象先堂門人姓名録に「弘化二年九月十五日、肥前佐嘉藩　上邑周聘」とある。柴田収蔵が入塾していた時の語学力は象先堂塾で二位と高かった。帰郷後は佐賀藩医として鍋島直正に随行したり、安政五年に設立された佐賀藩医学校好生館の教師として西洋医学教育を行った。明治三年没。

永松蕙橘《けいきつ》は、永松玄洋のことで、佐賀藩士永松至恒與左衛門の長男として生まれ、父の妹は佐賀藩医で外科医の福地道林《どうりん》妻。玄洋は、蘭方医学を学び、一五歳の弘化二年に、五人扶持にて一代医師として佐賀藩に召し抱えられ、同年暮れに象先堂に入門した。嘉永四年の『医業免札姓名簿』には、二四番目に「蘭科　永松玄洋」と記されている。蘭科と記しているのは六四八人の医師中、玄洋ただ一人である。玄洋は、長崎に来日したオランダ人医師ポンペにも学び、佐賀城下への西洋医学普及に貢献し、文久元年（一八六一）に没した。その養子が、我が国薬事制度の基礎を築いた永松東海である。

杉谷雍助は、嘉永三年に帰藩して藩の火術方兼大砲方になり、反射炉と大砲鋳造に従事した。城島禎庵は、嘉永二年に象先堂に入門し、『医業免札姓名簿』には、安政二年四三歳、内外科とある。禎庵の実弟文雅は、佐賀藩外科医井上仲乙の養子となり、井上静軒《せいけん》として好生館教師となった。久池井《くちい》辰吉は、武雄出身で嘉永二年四月に象先堂に入門し、帰郷途中、大坂で病没した。

島田東洋は、佐賀藩医島田南嶺《なんれい》の養子で、嘉永二年に象先堂に入門し、長崎でオランダ人医師ポンペに永松玄洋や宮田魯斎らとともに西洋医学を学び、安政五年に設立された佐賀藩医学校好生館で教師となった。元治元年（一八六四）没。

宮田魯斎は、嘉永二年一一月二日に象先堂に入門し、のち長崎でポンペに学び、好生館の教師として西洋医学を教えた。36島本良順は伊東玄朴の師である島本良順の孫である。宮崎元立は小城藩医宮崎元益の子で前述した。

大庭雪斎の蘭学

江戸で活躍した伊東玄朴とともに佐賀藩の西洋医学教育を主導したのが、島本良順の門人であった大庭雪斎である。名は忞《つとむ》、字は景徳。号を雪斎、思無邪斎と号す。佐賀藩士大庭景平（仲悦）の子で、同族の大庭崇守（寿庵）の養子となる。文政年間に島本良順（龍嘯）について蘭学を修行した。その後、大坂に出て、緒方洪庵の師匠である中天游にともに学んだ。

寛政一〇～一二年にかけて刊行された志筑《しづき》忠雄『暦象新書』上中下三巻に、雪斎が刪定を加えた安政四年の『暦象新書』がある。その序文に「余往年浪速ニ遊ビ、先師天游中先生ニ従ヒ、緒方洪庵ト同窓シテ、共ニ此書ノ説ヲ受ケ、自ラ謄写シテ家ニ帰レリ。爾后ハ医事ノ紛雑ナルガ為ニ之ヲ筐中ニ納メテ顧ルコト無リキ。再遊ノ後ニ於テ、家族等愚昧ニシテ書籍ノ何物タルヲ知ズ、此書ヲ併セテ人ニ借与シ亡失セル、若干部若干巻ナリ」とあり、緒方洪庵と同窓であることがわかる。

雪斎は、中天游の塾で、蘭書や『暦象新書』などを筆写し、いったん郷里に帰った。洪庵は文政九年七月から天保元年まで天游塾に学んでいるので、雪斎もこの四年間のある時期に天游の思々斎塾《ししさいじゆく》で、西洋医学や自然科学的な素養を身に付けたの

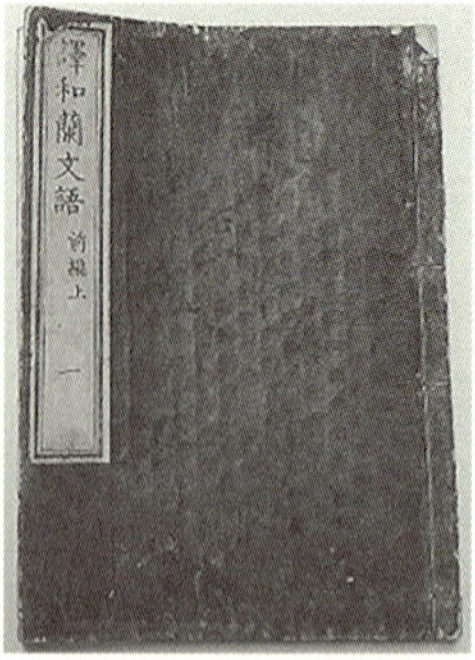

『訳和蘭文語』（佐賀大学附属図書館小城鍋島文庫所蔵）

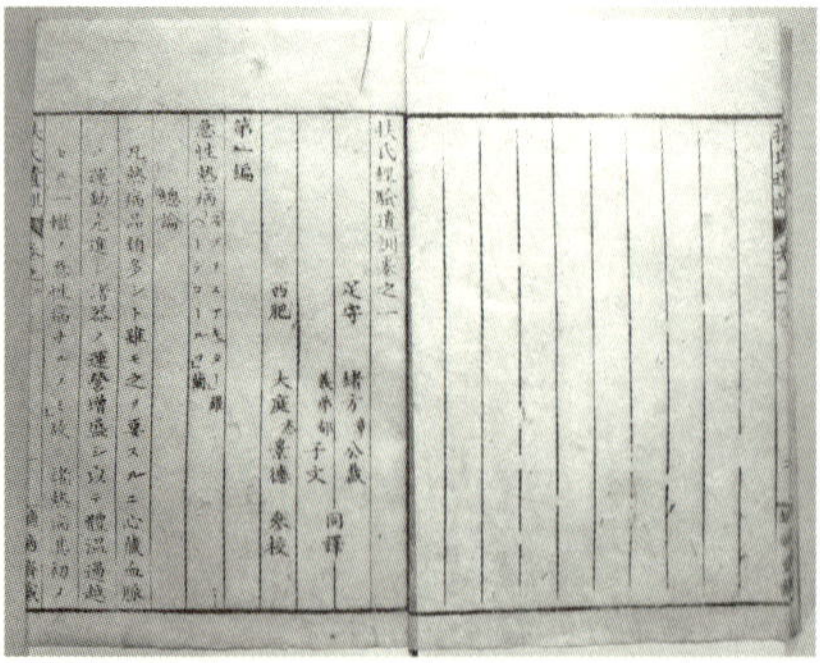

『扶氏経験遺訓』（個人所蔵）

だった。

郷里に帰ってから再び大坂に遊学した雪斎の居所は、『医家名鑑』に、「内科　今橋二丁目　大庭雪斎」とあり、過書町《かしょまち》の適々斎塾《てきてきさいじゅく》（適塾）から数百メートルの場所にあった。

緒方洪庵が、『訳和蘭文語』後編の題言に、「西肥雪斎大庭氏予（洪庵）同窓之友也、幾強仕憤然起志、始読西借不恥下向不遠千里来游于予門、焦思苦心、衷褐未換而其学大成矣」とあり、洪庵と同門であること、雪斎は西洋の書籍を初めて読むことを恥じずに、千里の道を遠しとせずにやってきて洪庵の門に入り、苦労して大成したと書いてある。

大坂再遊の期間は、中野操氏の「浪速医師見立番付」による調査では、天保一五年（一八四四）二月版には、雪斎の名前がなく、弘化二年（一八四五）四月版に東前頭三六枚目に初見で、以後、弘化三年四月版で西前頭三〇枚目、弘化四年五月版で西前頭二〇枚目と少しずつ番付けが上がり、弘化五年五月版には、雪斎の記載がなくなっているので、弘化二年、三年、四年の三年間で、この間に医業を開きつつ、適塾に通って蘭学学習・原書講読を深めたものと思われる。そのことは、雪斎自身が、自著のオランダ語文法書である『訳和蘭文語』前編の安政二年（一八五五）一二月序文で、「不肖年三十九ニシテ初テ原本ヲ習読シ、今日ニ至ルマデ十有二年許、中間世累ノ為ニ看書ヲ怠ル者若干年、方今ハ厳命ヲ奉シテ原本ニ臨メトモ、研業年月浅クシテ、猶上面ニ一膜ヲ隔テタルカ如シ」と述べており、三九歳にして初めてオランダ語の原本を習読したとある時期に相当する。

洪庵の塾で研鑽をつみ、洪庵が義弟緒方郁蔵《いくぞう》の助けをかりて数十年かけて刊行し

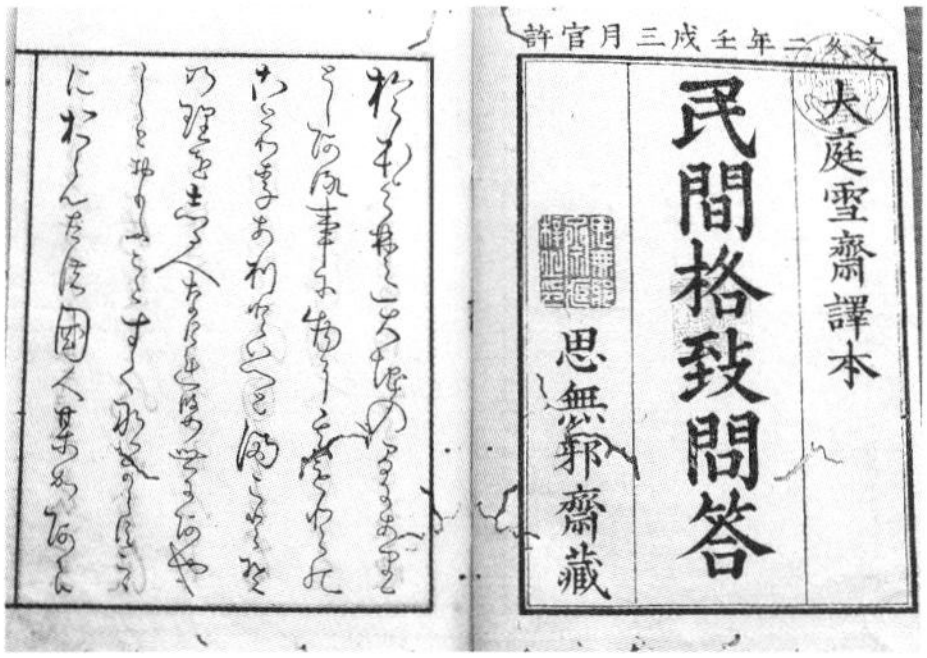

大庭雪斎著『民間格致問答』（佐賀大学附属図書館小城鍋島文庫所蔵）

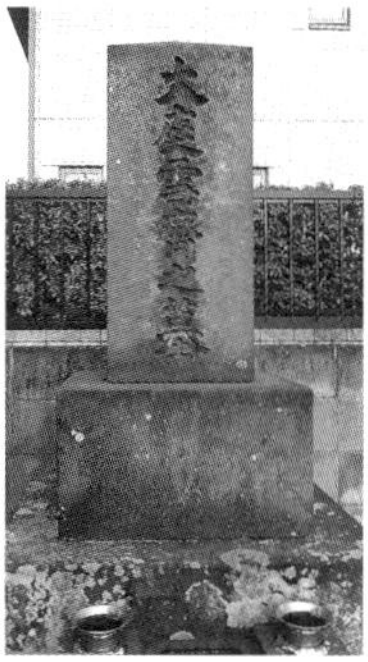
大庭雪斎の墓（佐賀市伊勢町天徳寺）

た名著『扶氏経験遺訓』の毎巻本文に、次のように「足守　緒方章公裁　義弟郁子文　同訳　西肥　大庭忞景徳　参校」と校正役として毎巻の最初に記載されるまでに語学力が高くなった。

雪斎は、嘉永四年に藩の初代蘭学寮教導となり、安政元年に弘道館教導となり、オランダ語の文法書『訳和蘭文語』前編を安政三年、同後編を同四年に刊行し、オランダ語学習には文法を学ぶことの重要性を、わかりやすい口語体で紹介した。安政五年に好生館ができるとその教導方頭取となり、西洋医学教育を推進した。元治二年には、物理学入門書『民間格知問答』を刊行し、教授した。慶応元年（一八六五）に職を辞す。明治六年三月二八日に没し、伊勢町天徳寺《てんとくじ》に葬られた、六八歳。法名を義山常忠居士という。

オランダ語に秀で、『民間格知問答』（一八六五年）、『訳和蘭文語』（一八五五年、五六年）、『液体究理分離則』（稿本、佐賀大学小城鍋島文庫蔵）、『（ヘンデル）算字算法起原或問』（稿本、佐賀大学小城鍋島文庫蔵）など多くの著書や稿本を残している。大庭雪斎は蘭学を通じて医学のみならず西洋自然科学とその考え方を佐賀藩にもたらそうとしたのである。

幕末期佐賀藩の医学教育

西洋科学技術の導入

天保一一年（一八四〇）に起こったアヘン戦争で、イギリスにアジアの大国である清が敗北すると、危機感を抱いた鍋島直正は、長崎警備のために蘭学学習、とりわけ砲術研究の重要性を認識した。天保一五年七月二日に開国勧告を携えてオランダ軍艦パレンバン号が長崎に入港すると、直正は長崎警備のため、パレンバン号に乗船し、鉄製大砲やオランダ式海軍の訓練などを視察し、火術方を設置し、西洋砲術研究を開始させた。

鍋島直正は、天保一四年にシーボルト門人で蘭方医伊東玄朴《げんぼく》を側医に、弘化元年（一八四四）には、伊東玄朴門人で蘭方医の大石良英《りょうえい》を側医とし、弘化四年には、大庭雪斎を側医にして、西洋医学の導入と蘭学学習の強化をはかった。嘉永三年（一八五〇）には、火術方（青銅砲製造）から大銃製造方を独立させて、築地《ついじ》（佐賀市長瀬町、日新小学校付近）に鉄製大砲製造のための反射炉築造に着手した。度重なる失敗を経て、同五年四月までに反射炉二基を完成させ、同年五月までに大砲製造のための融鉄に成功し、蘭学の先進的研究を続けることになった。その間の嘉永三年八月には、家臣へ一定レベルの文武両課業達成を義務づける法令である文武課業法を制定し、藩士の人材登用をはかっている。
嘉永四年には。医学寮が再建され、そこに蘭学寮を設置し、大庭雪斎《せっさい》と大石良英を頭取として、蘭学研究を推進した。もと医学寮の向かいにあった古賀朝陽《ちょうよう》の旧宅を医学校とし、大石良英の本宅で医学を教え、寄宿舎を蘭学寮にし、大庭雪斎や渋谷良耳（緒方洪庵門人）、指南役に永松玄洋、宮田魯斎《ろさい》（伊東玄朴・緒方洪庵・松本良順門人）、坂本徳之助（緒方洪庵門人）、深川玄哲ら蘭方医が指導にあたった。

医業免札制度の開始

嘉永四年二月一七日、佐賀藩は領内医師に対し、次のような命令を出した。

御仕組所ゟ《より》医師之義ニ付、前々ゟ委細被仰出候次第も有之、人命を預リ大切之業柄ニ付、何卒格別之良医出来候通被御取計度義ニ候、惣而術方巧拙ニ依リ家督等之吟味相成候と之義は、御印帳御書載之旨も有之候ニ付、医師之義、向後家業未熟之間は組迦被召置、段々熟達之上、組付等被仰付候様半は、若手之面々致奮発、一際差部術方熟達可相成、其内ニは格別之良医も出来、急度御趣意相貫候通可相成ニ付、大図左之通ニも可被御取計哉

（「直正公御年譜地取七」『佐賀県近世史料第一編第十一巻』）

医師の仕事は、人命を預かる大切な仕事であるから、家業が未熟の者は組外れ（医師として認めず）にして、熟達したら医師として家業を継ぐことを認める。そのために試験を行って合格者に医師の開業免許状である医業免札を与えるというも

のであった。医業免札制度の開始である。

医業免札制度は、世襲制打破と財政再建というねらいもあったが、医師は命を預かる大切な仕事であるから、開業には免許が必要であるという近代的倫理も、新制度導入の共通意識となっていた。

こうして佐賀藩領内の医師は、医学寮での試験や修業が義務づけられ、合格すれば開業免許証である免札が与えられた。ただし、この時期の試験や修業の内容は、初期免札者の顔ぶれから判断すると蘭学も含む医学全般であったと推察される。

医業免札姓名簿

この実施記録が『医業免札姓名簿』で、嘉永四年（一八五一）一二月一六日から安政五年（一八五八）九月二一日までの七年間に六四八名の免札医師名が記載されている。この数は当時の佐賀藩領で開業しているほぼ全医師数といえるだろう。嘉永四年は御側医で内科・口科を専門とする水町昌庵《みずまちしょうあん》、ついで二番目に内科の牧春《しゅん》堂《どう》、三番目に外科の佐野孺仙《じゅせん》、四番目に針科野口文郁など二六名が記載され、嘉永五年には外科の林梅馥《ばいふく》、内科の大石良英など二五名が免札を受けたが、初期に記載されているのは教師層で、かねてから名の知られる医師であったから、免札を無試験で与えていた。

専門医の数は、内科のみ四一四（含内科四四八）、外科のみ五六（含外科計一一五）、眼科のみ一四（含眼科計二八）、針科のみ五〇（含針科六六）、産科九（含産科一四）、あと婦人科一（12北島泰道）、蘭科一（24永松玄洋）であった。単独の科を合計すると、総計五四五名となる。内科のみ七五・九％、外科のみ一〇・二％、

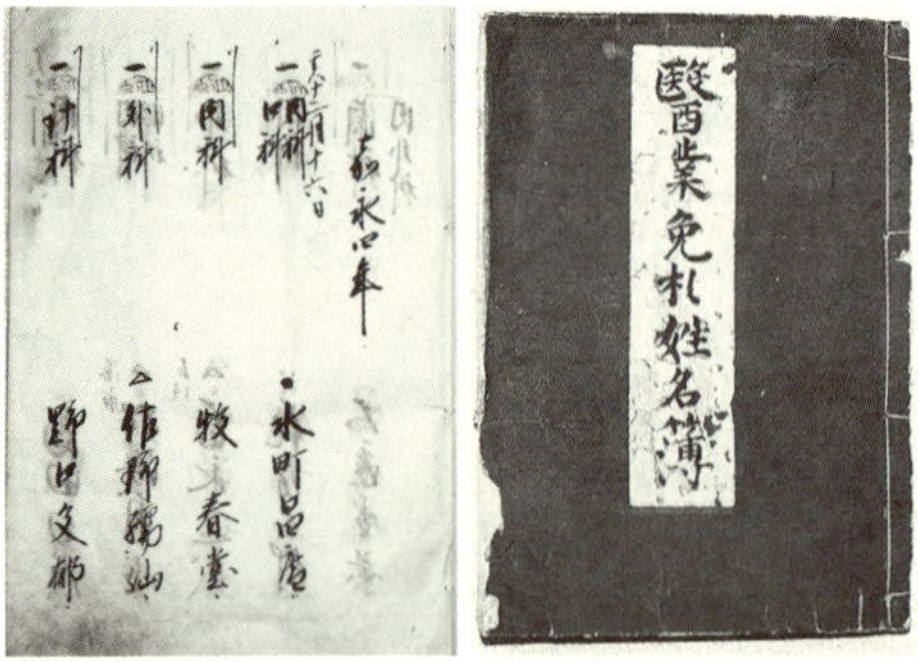

『医業免札姓名簿』（佐賀県医療センター好生館所蔵）の表紙とその冒頭、四人の藩医

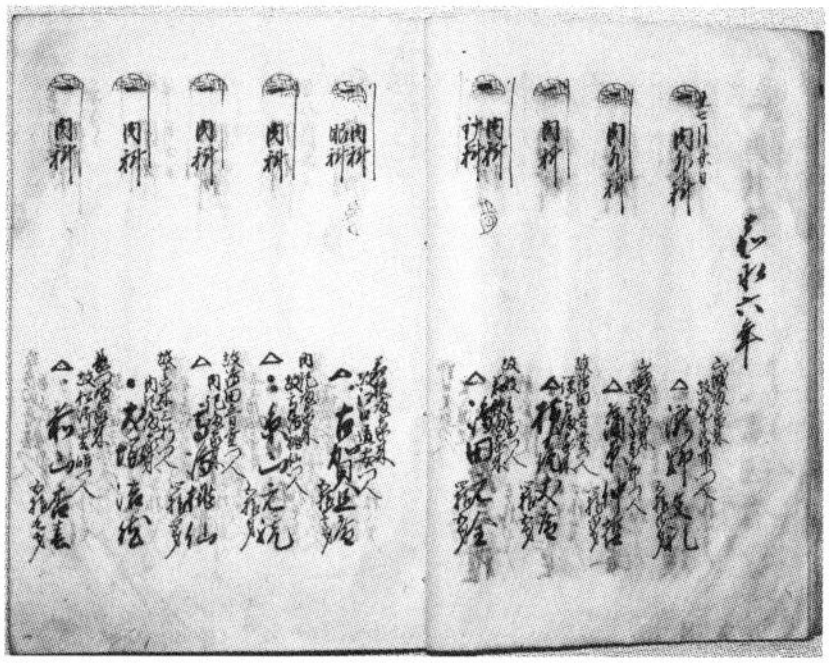

島本良順の門人滝野文礼は嘉永六年の七月二〇日項目に「一内外科　山城殿家来　故嶋本龍嘯（良順）門人　滝野文礼　五拾弐歳」と記されている（『医業免札姓名簿』佐賀県医療センター好生館所蔵）

針科のみ九・二％、眼科のみ二・六％、産科のみ一・七％で、内科がもっとも多い。

蘭方医の多くは外科と内科を兼ねていた。唯一、蘭科を標榜していた永松玄洋は特異であった。また、嘉永七年あたりから外科が増加してきた印象がある。小城藩医原口養碩は、幕府眼科医土生玄碩《はぶげんせき》や京都の産科医奥劣斎など三人の師に就学し、内科、眼科、産科と三つの専門を掲げた、どのような師匠についたか、またその師匠のレベルが、藩医としての評価に影響していたようである。

師匠名は、嘉永五年から記載が見られ、大石良英（内科・外科）二一人、牧春堂（内科）二〇人、島田南嶺（内科）一五人、野口槐庵（針科）一五人、島本龍嘯（内科・外科）一四人（外尾文庵、滝野文礼、塚原良仙、光武龍伯、山口如道、良雲、中島霊安、吉田泰庵、金武良琢、宮島長簡、原健栄、鵜池籠明、文斎、玄寿）、清水原沢（内科）一二人、西岡春益（内科）一一人、花房三柳（内科）一一人、島田魯堂（内科）九人、松隈甫庵（内科）一一人、山本源右衛門（内科・外科）一〇人、山本元胤（源右衛門跡）一〇人、犬塚良民（内科）九人、納富春入（外科）八人、佐野孺仙（外科）八人、久保順伯（内科）七人、北島泰道（産科）六人、山田元寿（内科）七人、牧春台（内科）五人、原口養碩（内科）六人、松隈元南（内科・眼科）五人、野口文郁（針科）六人、小川道春（針科）六人、大庭雪斎（内科・外科）六人、花房元春（内科）五人、西岡梅叟（内科）五人、楢林栄哲（外科）四人、志田春庵（内科）四人、伊東玄朴（内科・外科）三人などが主な師匠と門人数であった。

佐賀藩領での師匠を記す例が多かったが、江戸の伊東玄朴門人と記すのが、「上村春庵、嘉永七年寅五月内科三六才、伊東玄朴門人益千代殿家来」、「宮崎元益　嘉永七年寅閏七月内科　四八才　伊東玄朴門人山城殿家来」、「良泰　丑十一月六日

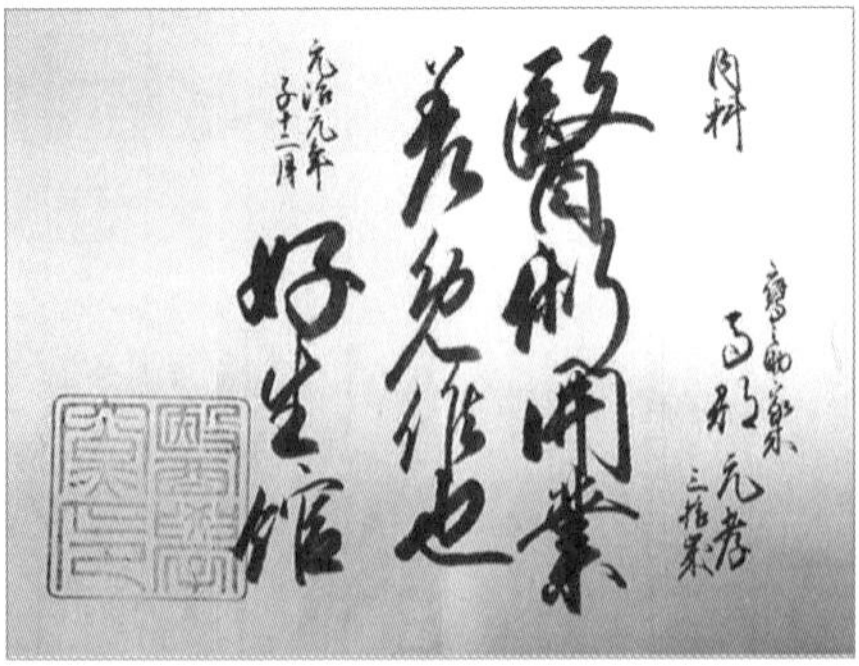

馬郡元孝医術開業免状（馬郡家所蔵）

内外科三九才　伊東玄朴門人」の三人である。江戸の蘭方医竹内玄同門人は二名（原口養虎、石井範治）であった。

　佐賀藩は西洋医学研修を推進するため、安政二年六月二〇日には、「一、同廿日、御側御医師漢方相用候者、以来和蘭医術相兼候様被仰出」という達しを出し、御側医で漢方医学を用いているものは以後、西洋医学を兼ねることとし（「直正公譜六」『佐賀県近世史料第一編第十一巻』）、安政三年九月十一日には、御側医以外にも西洋医学修業を命じている。西洋医学導入の動きが急速に高まった。

好生館の創設

　佐賀藩は領内医師の研修のために、安政五年（一八五八）に、医学寮を再建して医学校好生館《こうせいかん》を設立した。好生館での研修を徹底させるため、領内全医師に対し氏名、年齢のほか師匠なども書き上げさせ、領内全医師の掌握に努めるとともに、一六歳以上の医生は全員、寄宿稽古をさせるように命じた。

（十一月六日）医術之議、大切之業柄ニ付、今般医学寮御立張被仰付候条一統共、於医学寮研究有之候様、拾六歳以上之医生ハ何連も則今より寄宿稽古有之候様陪医、町医、郷医たり共依頼寄宿被差免候条、此段筋々懇ニ可被相達候、以上

　午十一月　　（『多久御屋形日記』）

医師は大切な職業なので一層研修ができるように新たに医学寮を建てることにし

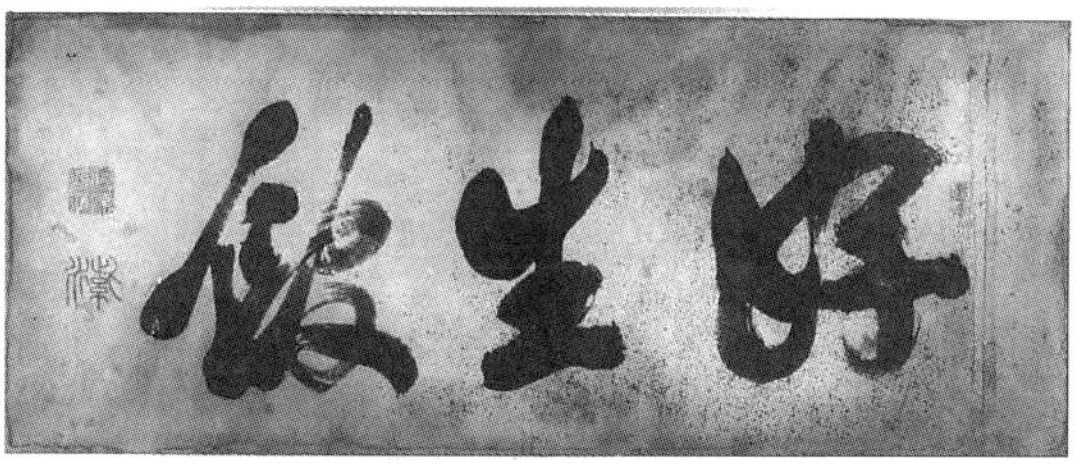

好生館の扁額（佐賀県医療センター好生館所蔵）。天保五年（一八三四）に藩を鍋島直正から医学寮に下されたもの。『書経』の「好生は民心に洽（あまね）し」（人の生命を大切にする徳を万人にいきわたらせる）に由来する

たとある。教官は教頭大庭雪斎、大石良英、教導島田南嶺《なんれい》、永松玄洋、宮田魯斎、相良弘庵《こうあん》、教職山村良哲、楢林蒼寿《そうじゅ》、城島淡海、林梅馥、助手牧春堂で（「直正公譜七」『佐賀県近世史料第一編第十一巻』）、ほとんどが蘭方医か漢蘭折衷医であった。

こうして発足した好生館の医則（年次不詳）には「医之為道所疾患而保健康者也、苟も欲学斯道者、必当明七科而従事於治術也、第一格物窮理　第二人身窮理　第三解剖学　第四病理学　第五分析学　第六薬性学　第七治療学」（『好生館史』）とあり、その医学教育の教育課程は、西洋医学を主とするものであった。

なお「好生館」の額は医学寮が建てられた時に、藩主直正から下し置かれたもの。天保八年の冬に刊行された藩医の古賀朝陽が記した漢詩集である『朝陽詩集鈔』に「冬至好生館清集分得冬韻医学黌成属仲冬適佳朝拝神農春光（下略）」とあり、医学寮が当時から好生館とよばれていたことがわかる。

西洋医学の再研修

好生館建設後、佐賀藩領での西洋医学研修の機運は急速に領内へ広がり、まず、領内開業医の掌握と組織化がはかられた。安政七年（一八六〇）三月九日には好生館からの開業免札のないまま配剤してはいけないという達しが出された。

この達しにも、医師は人命を預かる大切な仕事だから妄《みだ》りに配剤などをしてはいけないこととある。さらに、請役所から各領役所へ、以前発行した開業免札を好生館へ返上させ、医師へ西洋医学の再教育を行う旨の達しが出された。多久の役所にも同年閏三月二日にこの達しが届き、ここには、つぎの多久領内医師名が書き上げられている。「岡橋文賢　同賢道　鈴山俊庵　山口元逸　鶴蔵六　尾形良益　松崎

雲江　三根道圓　西春濤　松尾俊益　池田文庵　尾形春園　於保玄庵　於保高益
吉田文仙　前山杏春　前山雲洞　岩永仲健　前山良意」（『多久御屋形日記』）とあり、これらの多久領内一九名の医師へ西洋法研究をするように命じ、銘々が開業免札を三月二〇日までに好生館へおさめること、西洋医学をまだ研修していないものでも、今、配剤を禁止すると諸人が難渋するから、配剤は当分さし許すことなどを達した。この達しを受けて、名指しされた一人である尾形春園は、二三歳になる倅の蛟南を好生館に三年修業させることにし、多久役所へ願い出ている（同前）。好生館での医学修業を経てから、領外への西洋医学修業も許可されるようになった。

ポンペの来日と佐賀門人

好生館ができる一年前の安政四年（一八五七）に、幕府による長崎海軍伝習所への派遣医の一人としてオランダ海軍軍医ポンペが来日した。二八歳のポンペは、幕府から派遣された二六歳の医師松本良順と相談して、医学伝習を開始した。あくまで幕府の伝習所なので、ここに学ぶ医師は、良順の門人としてポンペに学ぶことになった。多久の前山雲洞は、安政六年春から七年まで、医道稽古のため長崎遊学を許されて、ポンペに学んだ。雲洞は、父杏春《あんしゅん》の死去にあい、やむなく長崎遊学を中止せざるをえなくなったが、その関連の費用を援助してほしいという願書が小城藩へ提出されている（『小城藩日記』）。

松本良順の門人名簿『登籍人名小記』には、佐賀出身門人が前山雲洞、渋谷良耳、宮田魯斎、井上仲民《ちゅうみん》、島田東洋の五名が記載されている。前山雲洞以外は佐賀へ戻り、好生館の教師となって、ポンペ式西洋医学教育を推進した。現在、好生館にポンペ究理書が存在しているが、ポンペに学んだ医師の誰かが筆写したものだろう。

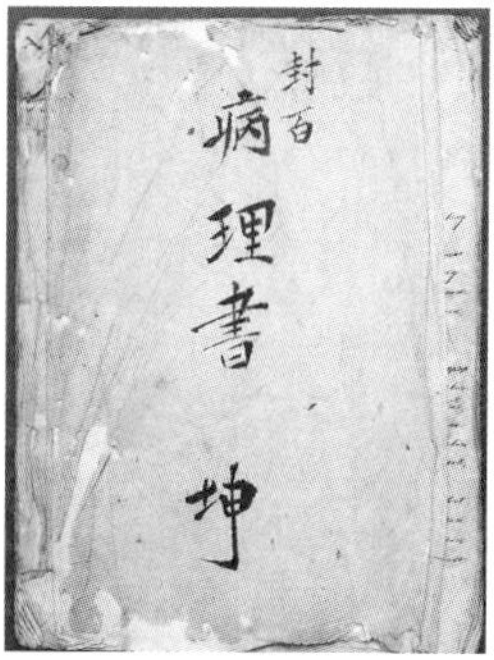

ポンペ究理書（佐賀県医療センター好生館所蔵）

漢方医学の全面禁止

好生館から矢継ぎ早の西洋医学研修の命令が佐賀藩領内に出された。多くはそれに従い、西洋医学に転換したが、それでも、領内では好生館への修学を拒み、そのまま漢方の配剤を続けていた開業医もかなりいたとみられる。そこで、文久元年（一八六一）七月には、好生館から佐賀藩領内医師に対し、医師一統西洋法を学ぶようにすること、その再教育のために開業免札を与えられたものも好生館の講義を受けること、文久三年までに西洋医学へ改めないものは配剤を禁止することになるという厳しい達しが出された。

医師一統西洋法相学び候様仰せ付けられ候につき、最前相渡し置かれ候開業免札　旧年御取り立てに相成り候について追々改めて相渡され候わで叶わざる処、今に学業一新いたしかね、一般相渡さるべき様これなきにつき、余儀なく学業相改め候向々、当節相渡さる義に候、ついては御改築以来、毎々相渡され候次第もこれある処、今以て絶えて出席これなき向もこれあり、殊に一往開業差し免され候向は打ち追いの姿（今までの状態）にても苦しからざる哉に心得違いの向きもこれある哉相聞え宜しからざる義に候条、即今より一際出精、向（来る）亥年（文久三年・一八六三）まで学術共吃度右年限中相改めざる向は配剤をも差し留め相成る義に候条、其心得これあるべき事（文久元年）酉七月二日好生館付役中

（『佐賀市史第二巻』同編さん委員会）

さらに命令を徹底させるために、翌八月には本藩請役所からも、藩として西洋医学が精密であるから西洋医学研修を命じたにもかかわらず、旧来の宿習にとらわれて趣意が通らないのはよくないので、以後は漢方医学を一切禁止して西洋医学に改めることを命ずること、一定期限ののち西洋医学に改めないものには営業を禁止することという厳しい通達を出した。その年限は、急に禁止すると難渋するものもいるので、佐賀城下及びその近在二里四方のものは亥年（文久三年＝一八六一）まで、遠在端々のものは丑年（慶応元年＝一八六五）までに西洋医学に改めることとした。こうして、佐賀藩領の開業医師は慶応元年までにはすべて西洋医学を学ぶことになり、修業の程度差があっても実施されたと考えられる。幕末に、このように領内全医師への徹底した西洋医学強制研修を行った藩は全国で佐賀藩だけである。

漢方医の抵抗

漢方医の反発がなかったわけではない。藩主侍医の一人西岡春益《しゅんえき》は、安政二年六月二〇日の藩医は蘭学も兼修すべしという達しが出された時、主君の命であっても、医は人の命をあずかる大事な仕事であるので、自信なき説をもって死生に関わる治療はなしえない。西洋医学は正確かもしれないが、翻訳を読んでのみ治療を施すことは危険であり、私は自信なきことはできないと侍医を辞そうとした。いったんは慰留されたが、西洋医学の導入が強まる中でついに職を辞して在野の漢方医を続けた。

諫早の医師野口良陽《りょうよう》も、漢方だけでなく好生館で西洋医学を学び、種痘医として尊敬されるようになったが、それは浮き名であって心の中では漢方医としての評価される自分を望んでいるという詩を残している。

肥前出身蘭方医たち

伊東玄朴門人以外にも他領の著名な蘭方医へ蘭学修業にでる肥前出身の医師が多数いた。杉田玄白の門人で『蘭学階梯《らんがくかいてい》』という蘭学入門書を書いた江戸の大槻玄沢の塾が芝蘭堂《しらんどう》である。この入門帳が『載書《さいしょ》』で九一人の記載門人のうち、肥前出身者が唐津の清水良碩と小林玄意の二人だった。二人の事績は不明であるが、肥前の初期蘭方医の二人として注目してよい。大槻玄沢の門人で、最初の本格的な蘭日辞書を書いたのが、京都の稲村三伯《いなむらさんぱく》（別名、海上随鷗《うながみずいおう》）で、その門人帳『社盟録』には一三六人の門人が記載され、肥前出身者として末長直人（肥前松浦郡御料　浜崎駅）がいる。

京都の解剖で有名な蘭方医小森玄良《げんりょう》の門人帳『素診館社盟録』に三八一人の門人が記載され、肥前出身門人は、横尾柳陽（肥前佐賀）、水上堯民（肥前武雄）の二人である。江戸の坪井信道《しんどう》は、伊東玄朴と同時期に活躍した蘭方医で、西洋診断学を紹介した『診候大概《しんこうたいがい》』などの著書がある。『塾姓名簿』に二七二人の門人が記載され、肥前出身門人に、1岡田松亭（肥前）、2関春策（肥前佐賀城下板吉）、3原口養虎（肥前小城鍋島之藩）、4蒲原仲哲（肥州佐賀之住人早津江）、5中西八郎助（肥州武雄）、6田中岩二郎（肥前鍋島藩）がいる。

京都の解剖の名医に小石元俊《げんしゅん》・元瑞《げんずい》父子がおり、究理堂という塾で多数の門人を指導した。『檉園《ていえん》先生門籍』という門人帳には五六六人が記載され、肥前出身門人に1徳久意仁（肥前小城郡多久村）、2相良柳沢（肥前小城藩）、3浅田宗春（肥前佐嘉藩）、4馬渡元堂（肥前佐賀藩）、5宮崎元益（肥前小城藩）が見える。

広瀬元恭《げんきょう》という京都の蘭方医塾では医学のみならず理学なども教授した。門人帳

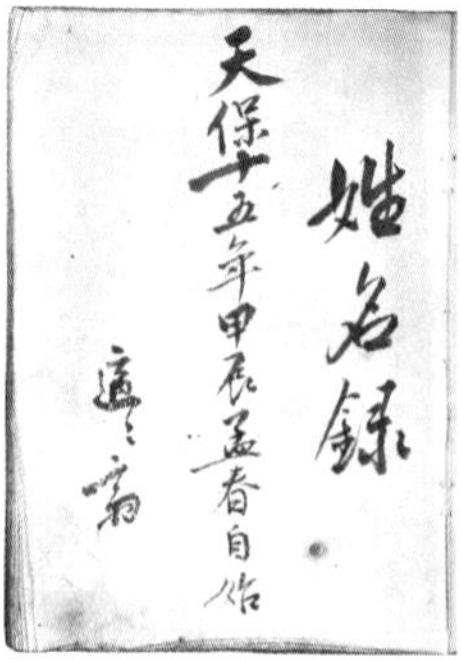

緒方洪庵の門人帳『（適々斎塾）姓名録』（緒方富雄編『緒方洪庵適々斎塾姓名録』学校教育研究所所収）

『時習堂門籍』に、1蒲原仲碩〔肥前早津江〕、2佐野栄寿〔肥前藩〕、3相良柳澤〔肥前小城藩〕、4於条卓仙〔肥前佐賀藩〕、5松崎雲岱〔肥前多久〕、6山口春洋〔肥州諫早〕、7田中岩二郎〔肥前佐賀藩中〕、8浅田春慶〔肥前佐賀藩〕が記されている。

佐野栄寿は佐野常民のことで、のちにここに学んでいた田中久重や石黒寛次らを佐賀藩に招き、精煉方で蒸気機関や理化学研究に従事させた。

緒方洪庵への入門

種痘の成功は西洋医学修業の機運を高めた。大坂の蘭方医緒方洪庵の適塾への入門者は『適々斎塾姓名録』から六三七人知られるが、そのうち佐賀県域の肥前出身適塾修業者は、次の三五人が知られる。

1迎文益〔西肥神埼郡〕、2伊東玄敬〔肥州藩　弘化三年九月二二日入門〕、3渋谷良耳〔肥前佐賀〕、4志田春庵〔肥前武雄〕、5坂本徳之助〔肥前佐賀藩、嘉永元年初秋入門〕、6佐野栄寿〔肥前佐賀藩嘉永元年中秋入門〕、7宮田魯斎〔肥前佐賀藩〕、8大中玄哲〔肥前佐賀、嘉永二年四月入門〕、9尾形良益〔肥前多久　嘉永二年九月二〇日入門〕、10井上静軒〔肥前佐賀　嘉永二年一〇月五日入門〕、11朝日宗郁〔肥前佐賀　嘉永二年一一月六日入門〕、12沢野健斎〔肥前〕、13中村俊策〔肥前嘉永二年五月入門〕、14中西仲英〔肥前武雄　嘉永五年初夏〕、15岩谷玄良〔肥前武雄　嘉永六年　五月〕、16吉田泰春〔西肥佐賀　嘉永六年六月〕、17武富文益〔肥前佐賀、嘉永六年〕、18永尾卯吉郎〔肥前藤木田中村　安政二年三月二日入門〕、19瀧野文道〔肥前佐賀　安政三年四月二日入門〕、20蒲原豊安〔肥前佐賀　安政三年五月一七日入門）、21本野周造（肥前　安政四年七月二四日入門）、22相良寛斎（肥州佐賀藩　安政五年二月八日入門）、23馬渡礼介（肥前佐賀　安政五年一〇月八日入門）、24河原謙吾（肥前佐賀　安政五年一一月二五日入門）、25西岡周碩（肥前佐賀藩　安政六年三月六日入門）、26斎藤春庵（肥前　安政六年三月六日入門）、27角春静（肥前佐賀　安政六年三月六入門）、28西春濤（肥州多久　安政六年三月一一日入門）、29小出文堂（西肥佐賀　安政六年六月四日入門）、30中野雲圭（鍋島藩　安政六年一二月一六日入門）、31大須賀道貞（肥州佐賀　万延元年六月九日入門）、32古賀元才（肥州佐賀　万延元年六月九日入門）、33福地文安（肥州佐賀　万延元年六月九日入門）、34花房元淑（西肥佐賀藩　万延二年一月二三日入門）、35後藤祐益（肥州佐賀　万延二年三月五日入門）。

以上の中で、嘉永二年以降に、適塾への入門者が増えているのは、大庭雪斎の勧めと種痘の成功が影響したのだろう。安政六年の六名は、前年のコレラ流行への対策と、後述する好生館による西洋医学奨励策、蘭学学習の積極的奨励策によるところが大きいと考えられる。

適塾門人渋谷良耳ら

伊東玄敬《げんけい》は、肥前仁比《にい》山《やま》村御厨清兵衛二男で文政一二年（一八二九）生まれ。天保七年に玄朴の養子となった。伊東玄朴が玄敬を適塾に入門させるにあたっては、「読書第一之事ニハ候へ共、艱苦ヲ嘗メさせ候事」と厳しい指導を願った書翰を送っている（長尾政憲「幕末洋学史における適塾の地位」『法政史学』一七号）。安政五年に奥御医師見習いとなるも万延元年（一八六〇）五月二日没した。享年三二。

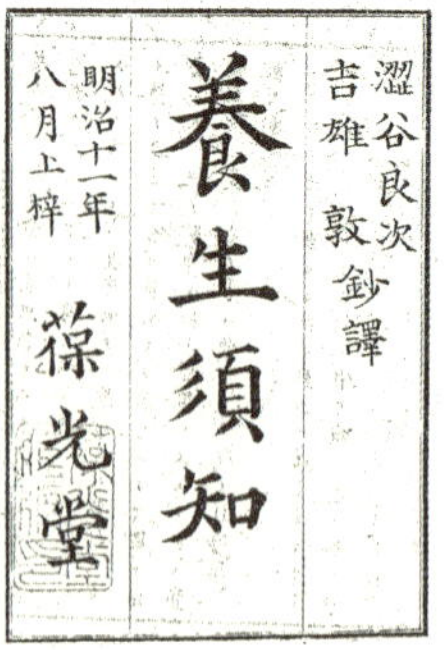

渋谷良次・吉雄敦鈔訳『養生須知』（国立国会図書館所蔵）

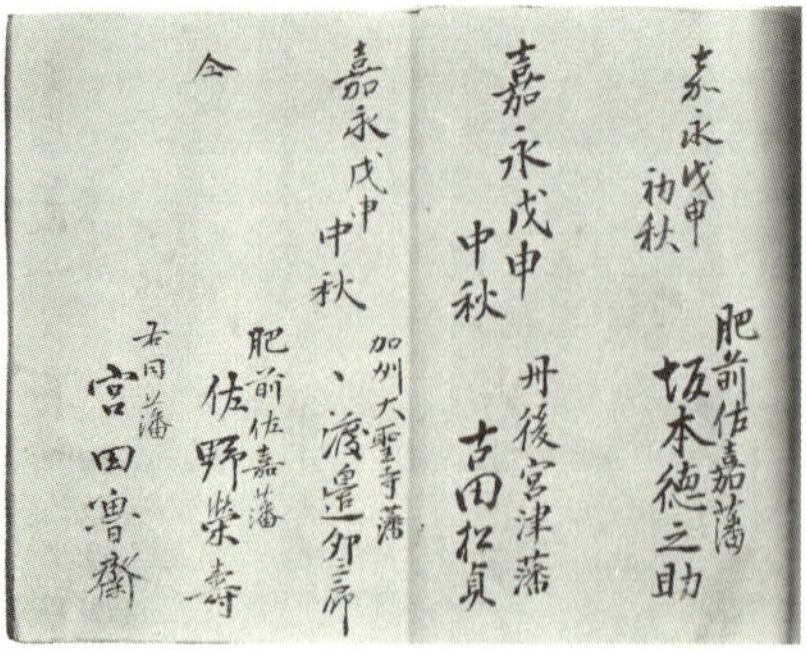

洪庵門人帳にみる佐野栄寿（常民）（緒方富雄編『緒方洪庵 適々斎塾姓名録』学校教育研究所所収）

東京都台東区谷中の天龍院《てんりゅういん》に葬る。法名は泰龍院潜岳玄圭居士という。

渋谷良耳は渋谷良次ともいう。越前藩医の橋本左内が適塾生の時の塾監が渋谷良耳であった。塾監は内塾生の生活指導に責任をもつものなので、指導力も認められていたのだろう。退塾後は、嘉永六年に蘭学寮指南方に取り立てられ、安政五年に西洋医学校好生館が創設されるとその教導となり、好生館の教育課程や規則などを整備し、医学教育にあたった。明治二年（一八六九）に佐賀藩の代々医となった。明治四年、一〇代藩主直正の死にあたり、側で松隈元南《げんなん》とともに直正の死をみとった。明治五年七月、開拓使五等出仕に任ぜられ、札幌病院初代院長に就任した。医学生教育体制を整え、病院機能の近代化や管内出張病院の整備などを矢継ぎ早にすすめたが、新政府の財政難により、わずか一年二カ月で解任され、明治六年一〇月に東京に戻った。以後、東京で医療活動を続け、門人医師でのちに大蔵省に勤務した佐賀出身医師峯源次郎の『日暦』によれば、相良知安《ちあん》、永松東海らと観梅にでかけるなどの交友がみられ、「（明治二三年七月）十七日 Thursday 晴上省退省訪シーボルト氏、晡時渋谷氏来る」とあり、アレクサンダー・シーボルトが大蔵省の翻訳官として活動していた時期に渋谷良耳もまた峯源次郎との接触を頻繁にしていた。源次郎の『日暦』は明治二四年で終わるので、その後の渋谷良耳改め、良次の活動は不明である（『佐賀医人伝』）。坂本徳之助は、帰郷後、安政元年には、佐賀藩蘭学寮の医学指南役として西洋医学を指導した。

適塾門人佐野常民ら

華岡塾門人、広瀬家門人でも触れたが、佐野栄寿（佐野常民）は嘉永元年（一八

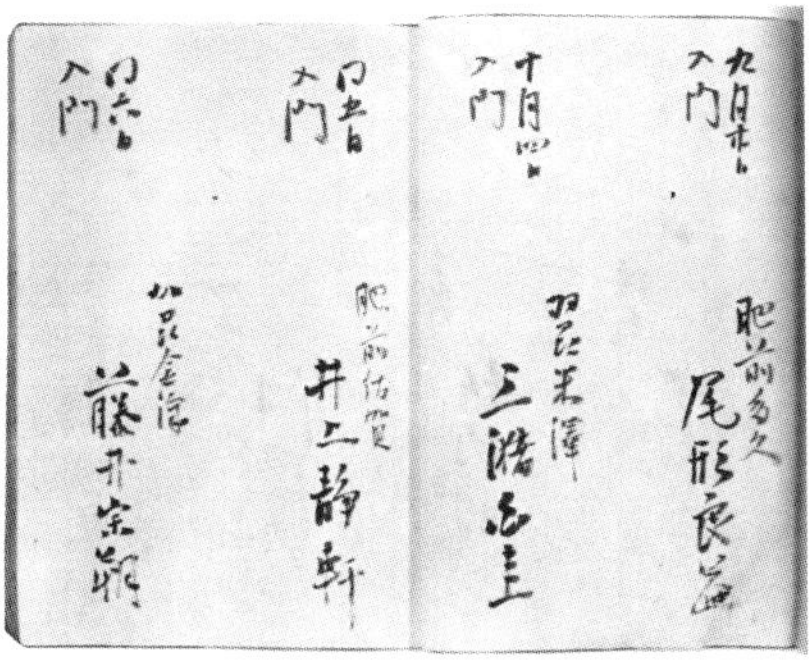

緒方洪庵門人、尾形良益、井上静軒（緒方富雄編『緒方洪庵　適々斎塾姓名録』学校教育研究所所収）

四八）に緒方洪庵に入門した。明治一〇年に勃発した西南戦争で敵味方無く手当をする博愛社を設立し、これがのちの日本赤十字社の創設につながった。

　宮田魯斎は、嘉永元年八月に緒方洪庵塾に入塾し、一年後の嘉永二年一一月二日に象先堂に入門した。佐渡の柴田収蔵が象先堂塾に在塾中の嘉永三年一一月時点には、一緒に学んでいた。その後、松本良順門人として、安政四年に来日したオランダ海軍軍医ポンペに学んだ。帰郷後、安政五年一二月に発足した佐賀藩医学校好生館の教師としてポンペ式西洋医学を教授した。魯斎の明治期の事績は未詳である。

　大中玄哲は、佐賀藩医牧春堂門人で、嘉永二年七月一〇日に入塾し、四年後の『医業免札姓名簿』には、「２２９嘉永六年十二月十九日　内科　大中春良三拾歳牧春堂門人」とある。明治四年の唐津藩の学制改革で、唐津藩英学寮の耐恒寮《たいこうりょう》に英学者高橋是清を招いた時、医学寮の教師として大中春良が就任している。

　尾形良益は、肥前多久（多久市）出身で、嘉永二年九月二〇日に適塾に入門し、帰郷後は多久で種痘などの地域医療に従事した。万延元年閏三月二〇日に佐賀藩引痘方医師松尾徳明が多久へやってきた時、在村医師の山口元逸、鶴蔵六、尾形良益、岡橋賢道の四人が手助け医師として種痘を行っている。

適塾門人井上静軒ら

　井上静軒《せいけん》は、華岡青洲門人であった外科医井上仲民の孫。父仲乙《ちゅういつ》も華岡青洲門人で、天保五年に開設した佐賀藩医学校医学寮の外科医教師となった。その養子文雅は、もと佐賀藩医城島友竹の二男で、嘉永二年三月二八日には華岡家に入門し、同年一〇月五日に井上静軒の名で緒方洪庵に入門した。万延元年には、長崎で松本

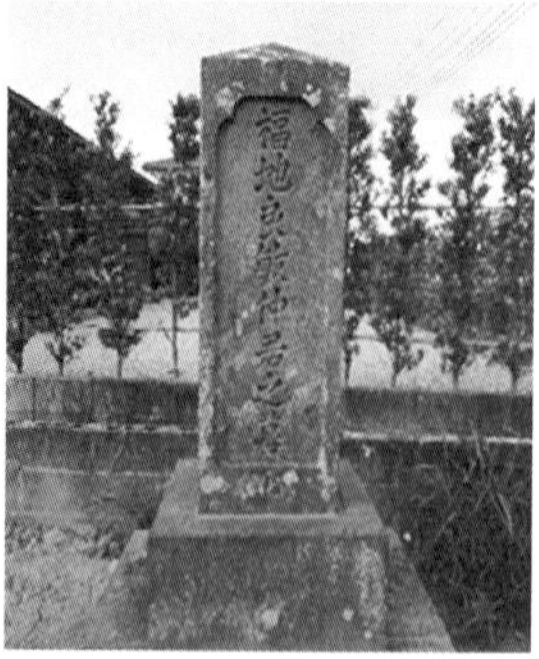

福地文安の墓（もと石長寺境内、佐賀市赤松町）。墓碑銘に「福地良敏（文安）仲君之墓。福地廣居稱文安家世侍醫老諱卿利稱道林老扈　駕没於途君年十一承嗣萬延元年　公命遊大坂學於緒方洪庵文久三年癸亥夏六月廿日病没嗚呼哀哉」とある

良順門人井上仲民の名前でオランダ商館医ポンペに入門。文久二年好生館指南役となり、ポンペ式西洋医学を教授。明治六年一〇月一〇日に没した。

本野《もとの》周造《しゅうぞう》は、本野盛亨《もりみち》といい、佐賀藩士本野権大夫の養子となり、大坂で広瀬旭荘《きょくそう》に学び、安政四年に適塾に入門した。その後、長崎で佐賀藩英学塾致遠館《ちえんかん》で英語を学び、慶応三年（一八六七）英国公使パークスらとの交渉に奔走した。維新後は、明治三年に日本最初期の活版印刷社日就社を設立。明治五年に駐英公使館一等書記官としてロンドンに赴任。明治七年に、子安峻《こやすたかし》らと読売新聞社を創業し、のち明治二二年に二代目読売新聞社社長となった。

西岡周碩《しゅうせき》は、佐賀藩医西岡春益長男として天保六年に佐賀に生まれた。安政六年に適塾に入門し、文久二年の芦島での解剖に、第二胸部解剖担当として参加した。維新後は酒田県大参事、東京府少参事などを歴任し、ヨーロッパ視察後、大審院勤務を経て、函館控訴裁判長を最後に辞して、書家西岡逾明《ゆめい》として名をなした。

福地文安《ぶんあん》は、佐賀藩侍医福地道林《どうりん》の子として生まれた。嘉永四年、文安一一歳の時、道林が参勤交代途中で没した。文安は一一歳で家督を相続したが、当時、医業未熟のものは医師として免許されない医業免札制度が始まったばかりだったので、父の石高も召し上げられ、たちまち貧窮した。親戚の医師らの援助を得て、ようやく藩命を得て、同藩大須賀道貞、古賀元才《げんさい》とともに適塾に入門した。適塾入門中の文久三年に文安が没したため、福地医家は断絶した。

後藤祐益は、緒方洪庵の適塾に万延二年辛酉三月五日に入門した。父祐哲は、多久島澄子氏の調査によれば、「有田十唱」（数え歌）の三番に、「産は祐鐵《（ママ）》」と歌われた名医で、安政二年四月八日、山代郷久原（伊万里市山代町）での種痘手伝い医

師として、峯静軒らと働いた記録がある。明治二年一一月の峯源次郎日暦に「後藤は管有田郷医務者也」とあり、祐哲は好生館の有田郷内医師の代表として好生館医局からの通知を受けている。源次郎への卒業試験通知も祐哲経由だった。明治五年に父祐哲が七月一八日死去、戒名は松浄軒壽山祐哲居士（『佐賀医人伝』）。

好生館での解剖

緒方洪庵門人西岡周碩が、文久二年に行われた大坂芦島での解剖に関わっていたことは前述した。じつは佐賀でも人体解剖が幕末期に行われていたことが、多久島澄子氏が翻訳した伊万里出身医師峯源次郎の「日暦」によって新たに確かめられた。峯源次郎の「日暦」は『西南諸藩医学教育の研究』（平成二四～二六年度科学研究報告書）に所収されている。

万延二年（一八六一）の四月一日、峯らは好生館敷地内において犬の解剖をした。四月九日の「日暦」に「九日晴、観人体解剖」とあるので刑場で男性の解剖を観察したのだろう。慶応二年一一月には、「八日晴、於好生館解剖豚余担当消食器事了館賜酒」とあり、好生館で豚の解剖をし、峯は食器を洗い、酒を賜ったとある。その一カ月後の一二月に「六日晴、為婦人屍体解剖」とあり、女性解剖が行われたことがわかる。つまり人体解剖がある直前には、犬や豚などで解剖実習を行い、人体解剖に備えており、好生館の学生は、幕末期に男女の人体解剖を見ていたのである。峯はその後も豚の解剖をし、札幌病院の教授となってからは牛の解剖を学生に見学させている。好生館において、確実に近代医学における解剖などの臨床実習も展開していた。

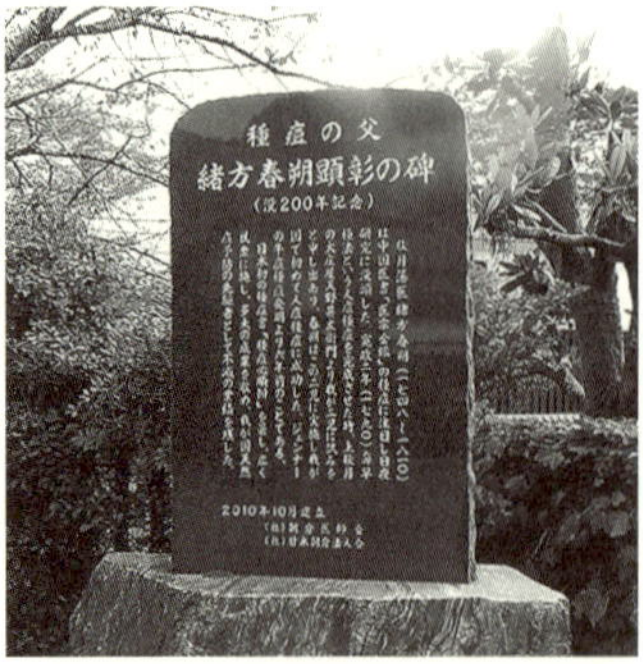

人痘法の名手緒方春朔顕彰の碑（朝倉市秋月）

種痘の導入と普及

天然痘の予防

江戸時代に流行した病気のうち、天然痘は天然痘ウイルスで感染し、罹患《りかん》すれば致死率も高く、治癒しても顔などに瘢痕《はんこん》が残る恐ろしい病気の一つだった。しかし天然痘は、一度感染して治癒すると再び罹患しないという特性があったので、治癒した人間の天然痘の痂《かせ》（痘痂《とうか》という）を、粉末にして鼻から入れて軽い天然痘に罹らせるという中国式人痘法や、針で腕に傷をつけて粉末溶液を擦り込む腕種人痘法が行われた。我が国には、中国式人痘法が伝わり、秋月藩の緒方春朔がその名手として知られた。

一七九六年にイギリスのジェンナーが牛の天然痘ウイルスを人間に接種する方法（牛痘種法、種痘という）を発明、一七九八年に公開した。牛痘種法は、一八〇五年に中国の広東で実施されるまでに広がった。我が国の蘭方医らたちも、牛痘種法の導入を切望するようになった。

来日したオランダ商館長ブロムホフや商館医シーボルトなどが牛痘で発疹した膿（痘漿《とうしょう》という）を持参して、我が国の小児に接種を試みたがことごとく失敗した。

前宇和島藩主娘正姫への腕種人痘法で種痘をして成功していた佐賀藩医伊東玄朴《げんぼく》

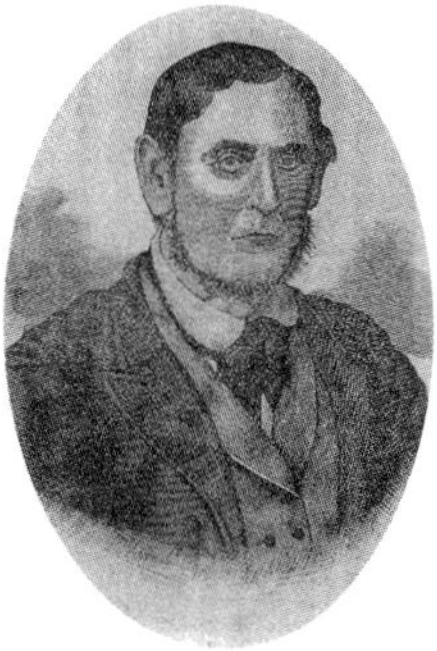

オランダ商館医モーニッケ像
（『中外医事新報』より）

は、より安全な牛痘種法の導入を佐賀藩主鍋島直正に進言した。佐賀藩医牧春堂も、中国の牛痘書をもとに弘化三年（一八四六）に『引痘新法全書』を著し、この牛痘種法が天然痘予防に画期的に有効であることを紹介し、人々を啓蒙した。

牛痘種法の成功と普及

そこで鍋島直正は、長崎に在住している佐賀藩医楢林宗建《そうけん》へ牛痘苗の入手を内密で命じた。楢林宗建がオランダ商館長に牛痘苗を持参するように依頼したので、嘉永元年（一八四八）にオランダ商館医モーニッケが、牛痘接種のための膿（痘漿）を持参して来日した。その膿を使ってモーニッケが、宗建の子らに接種を試みたところ、膿が腐っていたのか、発疹が出ずに失敗してしまった。

モーニッケと楢林宗建が今後の方策を話し合ったところ、宗建は我が国では人痘の痂を使って成功している例があるから、次回は牛痘の痂を持参することを提案した。モーニッケも同意して、当時オランダ領であったバタヴィア（現在のジャカルタ）から、翌嘉永二年（一八四九）六月二三日に牛痘の痂（痘痂）がもたらされた。宗建は、子の建三郎、オランダ通詞加福喜十郎の子、同志筑《しづき》清太郎の子ら三人を出島内へ連れて行った、モーニッケが六月二六日に、痘痂を溶かした溶液を針につけて接種したところ、建三郎のみ腕に牛痘の発疹が出てきた。牛痘接種が成功したのである。最初の接種日から七日後にこの建三郎の発疹からほかの子への接種を行ったところ、これも発疹が出て成功し、長崎通詞会所で七日目ごとに牛痘による種痘が行われ始めた。七日ごとに種痘するのは、接種後七日目になると、発疹が最大となり、次の子への接種に最も成功しやすかったからである。

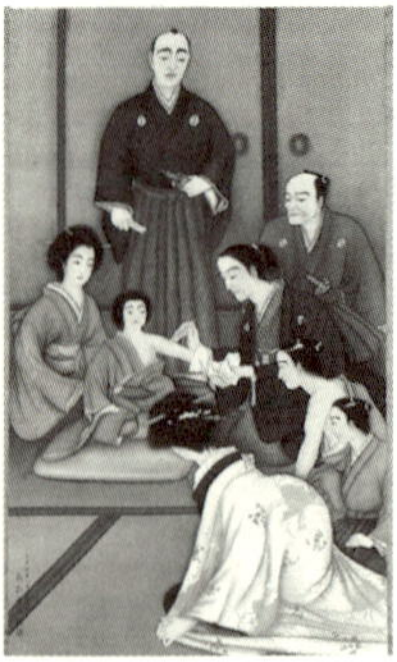

陣内松齢筆「閑叟公於御前世継子淳一郎君種痘之図」（佐賀県医療センター好生館所蔵）

佐賀城下へは、八月六日に楢林宗建が種痘を施した子を伴って到着した。その子の発疹から、初めは藩医の子らに呉服元町の本陣で接種し、成功すると、さらに多久領主の子萬太郎に接種し、成功した。その中で最も良い牛痘苗を、藩医大石良英が藩主の子息淳一郎（のち直大《なおひろ》）へも八月二二日に接種して成功した。さらにこの痘苗は江戸の伊東玄朴のもとに届けられ、娘貢姫《みつひめ》への種痘も成功し、玄朴は友人らにその種を分けたので、急速に牛痘種法が全国へ普及していった。

お玉が池種痘所の発展

伊東玄朴らは、安政五年（一八五八）に、八三人の仲間とともに勘定奉行川路聖謨《としあきら》の神田の屋敷地内に種痘所を設置することに成功した。神田お玉が池種痘所である。ここを拠点に種痘普及をすすめ、万延元年（一八六〇）には幕府直轄の種痘所にすることに成功した。さらに文久元年（一八六一）には西洋医学所と改称して、幕府の西洋医学教育の公的機関とし、従来の幕府の漢方医学教育の拠点であった医学館と対等の地位を確立した。西洋医学所は、文久三年に医学所となり、維新後は、大学東校、第一大学区医学校、東京大学医学部へ発展していった。

玄朴は、文久三年に医学所頭取となったポンぺ門人の松本良順との確執もあり、高齢を理由に奥医師を退き、維新後の明治四年（一八七一）に亡くなった。明治期の陸軍軍医統監石黒忠悳《ただのり》が、伊東玄朴は西洋医学の普及の第一人者である（『懐旧九十年』）と評価している。

佐賀藩領での種痘

佐賀藩が嘉永二年に接種に成功した牛痘苗は、長崎・佐賀・京都・江戸・大坂など、数年のうちに全国へ急速に広がり、種痘が各地で行われるようになったことは前に述べた。では、佐賀藩領ではどのようにして種痘を行ったのか、その意義はどこにあるのかを考えてみたい。

佐賀藩では八月六日に佐賀城下に牛痘が伝わると、早速、「妄《みだ》り」の植え方を防ぐために、すぐに引痘方《いんとうかた》を設置し、御側医が引痘方医師として任命された。この時、引痘方に水町《みずまち》昌庵《しょうあん》・馬渡耕雲・牧春堂《しゅんどう》・大石良英《りょうえい》の四名と諸係に永松玄洋・山村良哲・外尾文庵ら藩医が任命され、市中郷中所々に出張所をたてて医師を巡回させて種痘を実施することとなった（「直正公譜　三」『佐賀県史料第一編第一一巻』）。

しかし、各医師らがばらばらで接種していたために、嘉永三年段階で牛痘苗が絶えそうになった。そこで嘉永四年からは、医学寮の引痘方医師を領内へ派遣して佐賀本藩の藩費で出張派遣し、種痘を実施していく組織的な体制を整えた。安政五年に好生館ができてからは、引痘方事業は好生館の仕事となった。

藩役人は代官や庄屋を通じて種痘対象児を集めさせ、好生館から派遣された引痘方医師は、村や町から動員された医師を手伝い医師として種痘を実施していった。

松浦郡山代郷立岩村（伊万里市山代町）での実施事例を、同村の有力農民山本卯之吉の日記（『山本家文書』）でみると、安政三年四月一八日の日記には次の種痘記事がある。

四月十八日晴天極暖

今日引痘方植方有、会所久原糀屋ニ而、此度先日ノ植残、西分、西大久保邑、

始テ植之分、久原、立岩邑惣テ久原百三拾人余、植方ニ成、脇村ハ都合植方立岩ハ不植ニ付、又々、其所三丁兵十其外庄屋達心配ニ付き、再願いたし、都合八十人余植方ニ相成申、尤滑栄筋へ黠念（天然）痘流行ニ付、浦崎ノ分ニ而再願ニ成、惣テ其内ニ、予倅源三願加へ植方いたし　医師　佐嘉原田玄龍　作土井峯静軒、イマリ森永見有、同山口謙順（下略）

前回植え残しの分が西分・西大久保村、初めての分が久原・立岩村、総じて一三〇人分を久原村の糀屋で植えたが、脇村や立岩村は都合により植えないというので、該当の村々の庄屋たちが心配して、種痘の再願をした。そのため、都合八十人ほど植え付けた。滑栄《なめるばえ》（松浦市今福町）筋で天然痘が流行しているので、浦崎村の分を再願のものにまわして種痘をしたのだった。卯之吉の子源三もこの時に種痘をした。医師は佐賀の引痘方医師で原田玄龍がやってきて、手伝いの村医師は作土井（伊万里市二里町）の峯静軒、伊万里の森永見有、同山口謙順の計四人だった。

種痘をしないといわれてすぐに再願をする庄屋たちの意識は、天然痘に対して種痘が有効であることを認識しており、彼らが種痘の実施を求めていたことや、引痘方では、組織的に人数分の種を維持する工夫もしていたこともわかる。

種痘後、大体六日後に、村医師らが前回の結果を診断したり、善感してない場合には再種したりした。四月二四日には、一八日に植えた卯之吉の子源三が付き方がよくなかったので再種をした。脇村も二四日までに大体、植え終わったことが記されている。その一週間後の五月一日が引痘方の検査日なので、源三を久原の糀屋に連れていって検査を受けたら、しっかり種痘ができたと種痘済証をくれた。

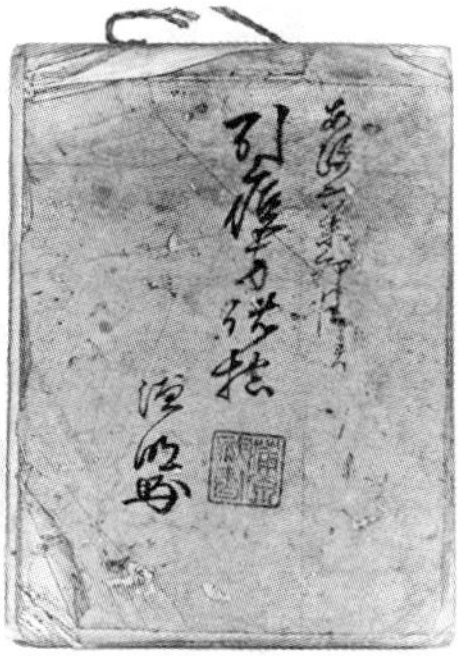
松尾徳明の種痘実施記録『引痘方控』（佐賀県立図書館所蔵）

このように、引痘方医師の巡回により、安政三年には久原で一三〇人、脇村と立岩村で五〇人、安政六年に立岩村二〇人などの子供に種痘を実施した。庄屋の方から種痘を願っている様子も読み取れる。種痘が実施され、実効が理解されていくと、西洋医学の有用性は庶民レベルにも伝わっていった。また、西洋医薬も村に浸透し始めた。

引痘方医師松尾徳明

佐賀藩外科医松尾栄仙徳明《とくめい》は、安政六年から万延元年まで、引痘方医師のうち、領内各町村を巡回して種痘を接種する一順医師に任命され、その実施記録『引痘方諸控』が残されている。安政六年四月一五日に引き継ぎがあり、徳明のほか田原文哉、平田亥蔵、三田道筑らが任命された。

徳明は、四月二五日に東目村田村で一〇〇人ほど、五月一九日に川副下郷へ向かったが、実施できなかったため、六月二日に、再び川副下郷を訪れて九四人に接種している。このようにして領内各地を接種してまわり、その接種人数は松尾徳明だけで一二二四人余にも及んだ。

徳明と同時期の引痘方一旬医師は、前述の四人のほかに、池尻玄栄・中野元龍・平川桃庵・冨永文英・納富春碩・塩田道圓・原田玄立など七人が『引痘方控』に記録されている。計一一人前後の引痘方医師が、全領内を巡回して種痘を接種するシステムがきちんとできていた。しかも、こうした引痘方医師の出張費用のほか、種痘接種料や諸運営費用はすべて、引痘方すなわち佐賀藩が負担しており、被接種者からは一銭ももらわない、無料での種痘接種であった。徳明は約一年二カ月の出張経費などで約一二両二分の報酬を得ている。

天然痘予防の種痘（牛痘種法）の導入において、佐賀藩は、牛痘種法の最初の導入者であったことのほかに、種痘伝来直後から引痘方を設置し、藩費で種痘費用をまかない、藩医を計画的に領内全域へ出張派遣させていた。江戸時代には流行病に対して藩が組織的に防疫対策をとることはほとんどなかった。その意味でも佐賀藩の組織的な種痘実施システムは、近代の公衆衛生や保健所活動などの地域医療システムの先駆的なものといえよう。

近代医学・薬事制度と佐賀藩

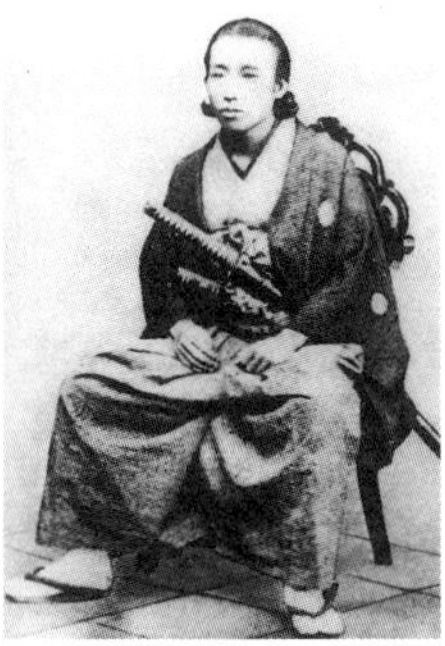

幕末の相良知安（相良家所蔵）

ドイツ医学と佐賀藩

佐賀藩は天保五年（一八三四）の医学寮創設時から、オランダ医学の背景にあるドイツ医学の導入に積極的であった。安政五年（一八五八）に設立された藩医学校好生館は、西洋医学研修をさらに推進し、維新後の明治四年（一八七一）の学則をみると、ドイツ医学を導入していたことがわかる。「第一条　医は人生死活の検をつかさどるの職にして、その任もっとも重し。第二条　幼年輩は独逸語を学ぶべき事、但し、蘭語等相学び、独見の場に至りたるものは勝手たるべし。また中途において、みだりに転学をゆるさず」（『佐賀県医学史』）とあり、学則でこれから医学を学ぶ幼年者はドイツ語を学ぶことを決めている。ただし、蘭学で独見できる実力を持ったものはそのままでよい、というものである。

相良知安の活躍

佐賀藩出身医師相良知安《ちあん》は、好生館で西洋医学を学んだのち、佐倉（千葉県佐倉市）の蘭方外科医佐藤泰然《さとうたいぜん》の順天堂に学んだ。佐倉の順天堂へは、のちに弟の相良元貞や佐賀城下の本庄町出身の永松東海らも学んでいる。さらに知安は、長崎養生

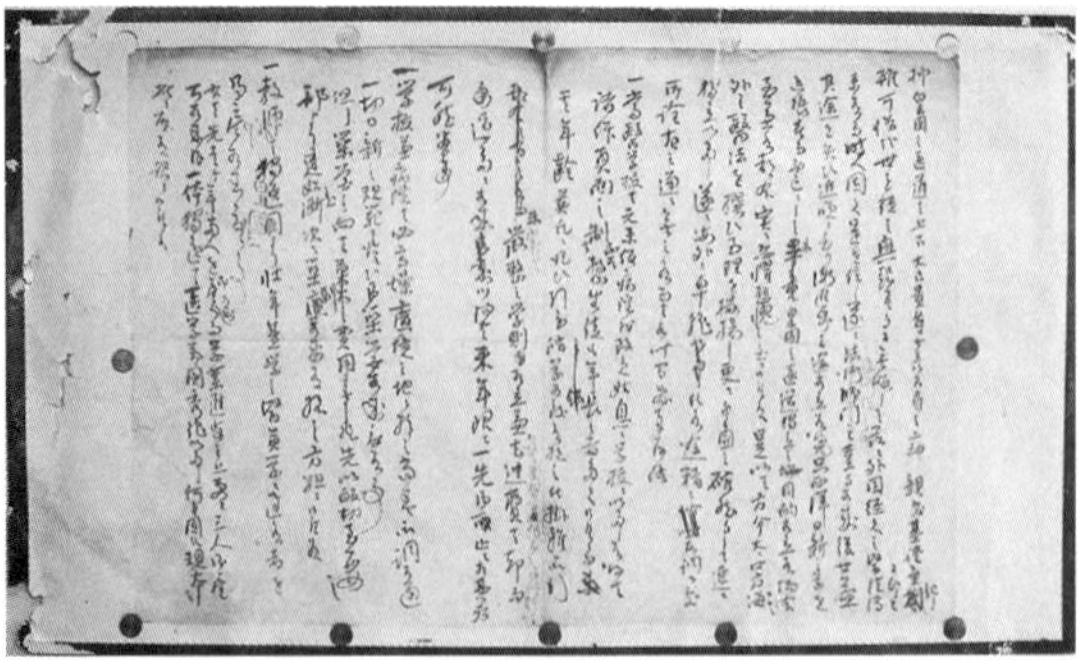

ドイツ医学導入に関する相良知安の自筆覚書（佐賀県立図書館所蔵）

所（のち精得館《せいとくかん》）でボードインに学んで精得館館長となり、佐賀藩から派遣された島田芳橘・江口梅亭・永松東海らを指導した。慶応元年（一八六五）には佐賀藩が長崎につくった英学塾致遠館《ちえんかん》で、大隈八太郎（のちの大隈重信）らとアメリカ人宣教師フルベッキに英語を学んだ。蘭学だけでなく西洋の学問を摂取する気概に満ちていた知安であった。

知安は、維新後の明治二年（一八六九）一月に、福井藩医の岩佐純とともに文部省医学校取調御用掛《ごようがかり》を命ぜられ、西洋医学導入をはかった。彼は戊辰戦争で活躍したイギリス人医師ウイリスを推す薩摩などの意見を斥け、ドイツ医学導入を熱心に推進し、明治三年にドイツ医学導入を決めた。

その背景には、相良知安の学んだ佐賀藩医学校好生館《こうせいかん》は、緒方洪庵の同門大庭雪《せっ》斎《さい》らが薦めるフーフェランド（ベルリン大学教授、『扶氏経験遺訓』原著者）らの影響や、長崎を通じてのオランダ医学の背景にドイツ医学があり、基礎医学としてのドイツ医学の優秀性を認識していた。そのため、「西洋大学ノ盛ナルモノハ独乙ナリ、英仏ハ害アッテ利ナシ」（回想記）という強い信念でドイツ医学導入を目指したのだった。しかしその対立の影響もあってか、いったん部下の不正に連座して投獄されたが、明治四年に罪を許された。

相良知安と『医制』

冤罪のとけた知安は、明治五年に文部省に復職し、第一大学区医学校（現東京大学医学部）校長に就任し、明治六年には文部省医務局長も兼務し、我が国の近代医事・薬事制度改革に乗り出した。

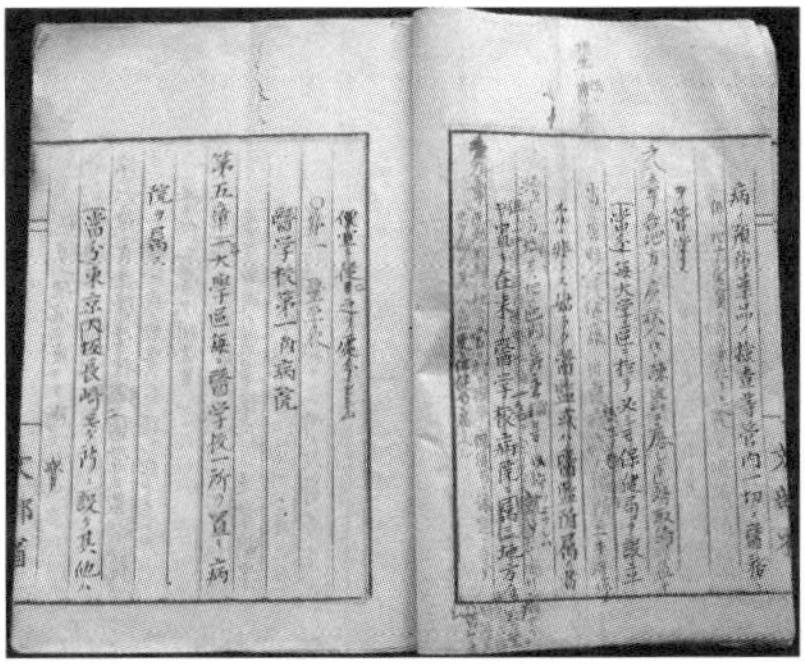
相良知安が起草した医制改革草案『医政略則』（佐賀県立図書館所蔵）

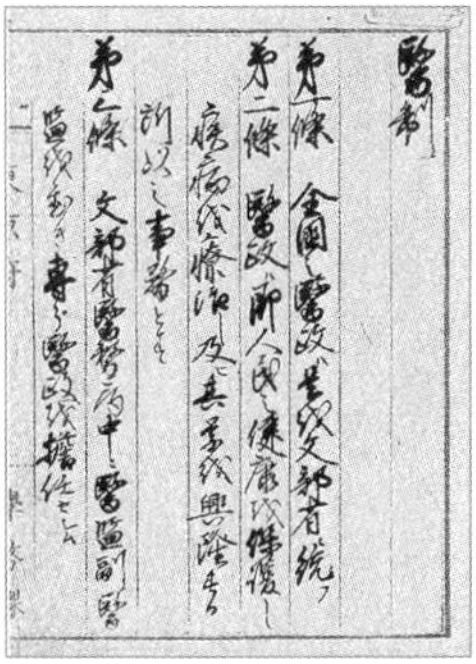
東京府に発せられた『医制』の写本（順天堂大学所蔵、『医制百年史』所収）

明治初年には、第一大学区医学校や長崎医学校（前身が精得館）、佐賀藩好生館での西洋医学教育は開始されていたが、医療従事者の約八割は漢方医であり、国家による医師の資格試験制度もなく、統一的な薬事制度や衛生行政もなかった。

そこで知安は、護健使《くすし》による医官制度をたて、国費による西洋医学校の全国各地への設置など医療国営制を骨子とする医制改革をすすめようとした。しかし、それは佐賀藩出身者以外の新政府役人には理解しがたい先駆的制度であり、大きな財政負担をともなうものであったから、彼の医制改革案は受け入れられず、彼は失脚させられた。

しかし、知安の『医制略則』八五条は、佐賀藩出身で相良知安の後輩にあたる永松東海により加筆修正され、『医制』七八条となり、この起草した改革案は、明治七年（一八七四）、後任の医務局長となった長与《ながよ》専斎《せんさい》により修正され『医制』七六条として公布された。知安の医療国営制は採用されず、私的開業を認め、公的医療の投資を軽減した内容であったが、我が国がこれから西洋医学による近代医学制度を構築するよりどころとなった。

『医制』は七六条からなり、一条から一一条は衛生行政全般に関する規定、一二条から二六条は医学校に関する規定、二七条から三六条は教員と外国教師に関する規定、三七条から五三条は医師に関する規定、五四条から七六条は薬舗と売薬に関する規定となっている。

このように医制の内容は、医学教育を含めた衛生行政全般にまで及んだ。その目的は、文部省統轄の下での衛生行政機構の整備、西洋医学に基づく医学教育の確立、医師開業免許制度の樹立、近代的薬剤師制度及び薬事制度の確立といった点にあり、これにより衛生行政の基礎を固めようとしたものである。

これらの医療行政の目的の先駆的な日本での事業として、佐賀藩による医師の開業免許制度や西洋医学校好生館での医師養成制度、種痘普及にみられる組織的な地域防疫体制の整備、藩という国家レベルでの統一的な薬事制度の整備があったのである。

施薬方から施薬局へ

佐賀藩は薬事制度においても先駆的であった。佐賀藩は製薬について施薬方を設置し、施薬方は寛政八年（一七九六）に野中家に烏犀圓《うさいえん》製造を許可した。こうして藩内での製薬販売には施薬方の吟味鑑定を経て許可される仕組みができ、以後、施薬方の吟味が続き、烏犀圓以外にも清心円・地黄丸・反魂丹などが認められた。

安政五年（一八五八）に創設された好生館では、施薬方は施薬局になり、施薬局医師らが薬学研究をすすめ、西洋医学にもとづく薬品の基準づくりをすすめており、薬種業者へも西洋法への転換を迫るものとなっていた。

そこで明治元年に、久保庄兵衛（野中家代理人）らは、烏犀圓・清心円・地黄丸・反魂丹の薬方について、次のような変更願を出して認められた。


右書載之丸散、先年来鑑定差免置候処、当時医術一般西洋法ニ被相改候ニ付、何分鑑定難相整、被御取上候段、相達被置候処、薬方取捨打追鑑定被仰付度、其人共より願出相成、薬方逐吟味被相改候ニ付、如願鑑定被差免候、尤鑑定印突整相成義候条、以来右印形乞請候様被仰付儀ニ候、以上

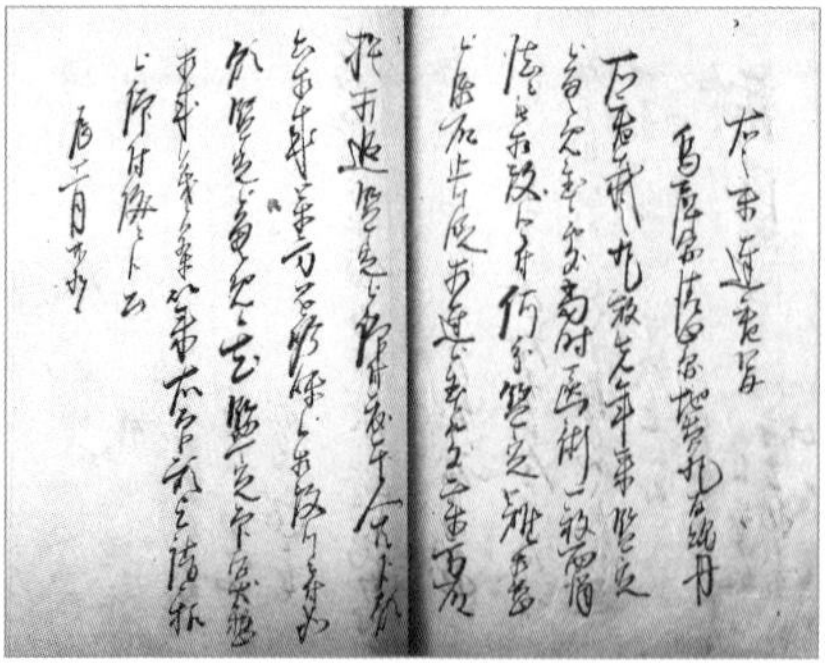

烏犀圓薬方変更願（野中烏犀圓家所蔵）

辰（明治元年）十一月廿九日

右之趣奉畏候　以上

久保庄兵衛　野口恵助　村岡勝兵衛

一　烏犀圓薬方の内、水銀・軽粉・白附子一、三品御除籍ニ相成候

（野中家所蔵文書）

薬種業者らは鑑定の時、水銀（辰砂《しんしゃ》）と軽粉（甘汞《かんこう》）、白附子《びゃくぶし》という毒性が強いとみられる成分を、あらかじめそれぞれの薬から除くことで、継続的な製造販売を申請し、施薬局から許可された。

このことは佐賀藩好生館の施薬局が、領内での製薬販売に成分分析と検査を義務づけるものとなり、西洋医学にもとづく日本薬局方の先駆的な薬品基準づくりへとつながった。

永松東海と薬事制度

相良知安が起草した『医制略則』八五条のうち、薬事制度については、第五二条に「東京府下ニ司薬局ヲ設ケ、其支局ヲ便宜ノ地方ニ置テ薬品検査及ヒ薬舗・売薬取締等ノ事ヲ管ス」とあり、東京司薬局を設置し、薬品検査や売薬取締などを管掌するとした。

永松東海は、知安の『医制略則』を加筆修正し、『医制』七八条をまとめた。その中の薬事制度の条文は、『医制』の成案においてもほぼそのまま採用された。

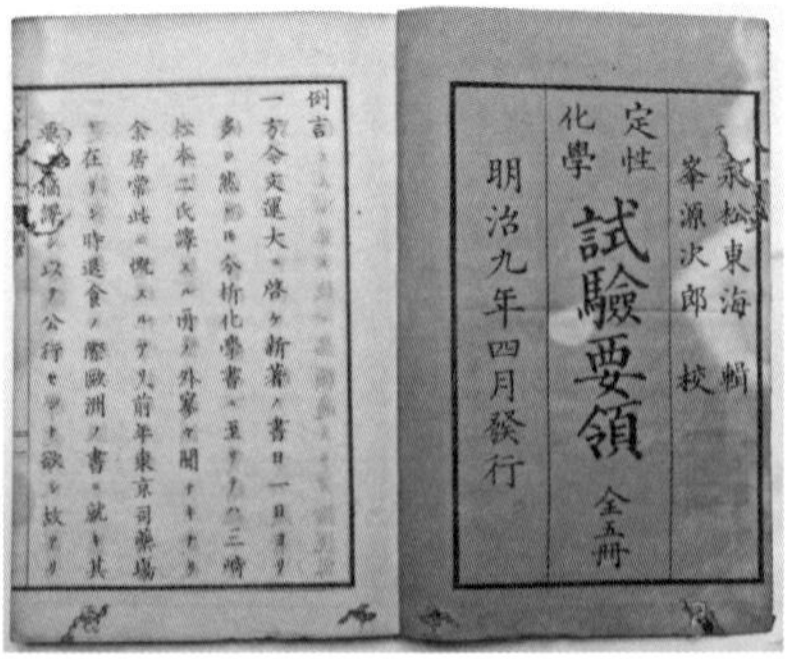

永松東海・峯源次郎著『定性化学試験要項』（個人所蔵）

○第四薬舗　付売薬
第五十四条　東京府下ニ司薬局ヲ設ケ、便宜ノ地方ニ其支局ヲ置キ薬品検査及ヒ薬舗売薬等ノ事ヲ管知ス、司薬局章程別冊アリ
第五十五条　調薬ハ薬舗主薬舗手代及ヒ薬舗見習ニ非サレバ之ヲ許サス
但シ、薬舗見習ハ必ス薬舗主若クハ手代ノ差図ヲ受ケ其目前ニテ調薬スヘシ

こうして、我が国医事行政及び薬事行政の基礎が、佐賀藩出身の相良知安、永松東海により、西洋の制度を取り入れて築かれたのだった。

明治七年に、官立の医薬検査機関である東京司薬場が設置され、永松東海がその初代場長となった。翌年、京都、大阪にも設置され、順次拡大し、明治一六年には、内務省衛生局試験所と改称された。

東京司薬場では、薬品検査及び薬舗売買の管理や、劇薬の調合を司薬場の検査を受けた品に限り、司薬場医師による調薬場への立ち入り検査などを行ったが、それは佐賀藩における好生館施薬局の任務を先駆としたものともいえよう。

永松東海は明治一一年に東京大学医学部教諭となり、以後、日本薬局方編纂や医学教育を推進した。

日本薬局方への道のり

司薬場での主な業務は薬品検査であるが、当時日本には国定の薬局方が存在せず、他国の複数の薬局方を基準としていたため混乱が生じていた。

明治八年、内務省衛生局長であった長与専斎は、日本独自の薬局方の必要性を考え、京都司薬場監督であったゲールツと大阪司薬場のオランダ人教師のドワルスに日本薬局方草案を作成させ、局方制定のための準備をすすめた。

　ゲールツらは、オランダ薬局方を参考に六〇四品目の薬品をあげる草案をまとめ、明治一〇年に草案を長与専斎に提出した。この草案をもとに、明治一四年に日本薬局方の第一回編集委員会が開かれ、松本良順、林紀《はやしつな》、池田謙斎らとともに、永松東海もその編集にあたり、明治一九年に「日本薬局方」第一版が公布された。

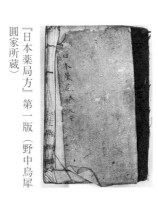

『日本薬局方』第一版（野中烏犀圓家所蔵）

田原良純・丹羽藤吉郎

　永松東海のほかにも日本薬事制度の整備に尽力した佐賀藩出身医師が二人あげられる。一人は田原良純《よしずみ》である。田原は佐賀藩士の家に生まれ、維新後、ドイツ留学を経て、明治一四年に東京司薬場に勤め、薬品試験を担当し、フグ毒の研究を開始した。明治二〇年に東京司薬場が発展した内務省東京衛生試験所所長となり、明治三二年に我が国最初の薬学博士となり、その後フグ毒をテトロドキシンと命名した。

　もう一人が丹羽藤吉郎《にわとうきちろう》である。佐賀藩士の子として生まれ、維新後大学南校（のちの東京大学）に入学し、ドイツ語学科から製薬学科へ移り、製薬研究を深めた。明治一九年の東京大学製薬学科廃止に際し、近代薬学の重要性を強く訴え、製薬学科存続をさせた。その後、日本薬事協会長、日本薬学会頭を歴任し、日本薬剤師会長を三期にわたり務め、医薬分業にも尽力した。

佐賀藩医学史と近代

佐賀藩の医学史を概観した。肥前国出身の江戸前期、曲直瀬《まなせ》家門人が最多であり、彼らの多くは佐賀藩医であったことなどから先進医学導入に江戸前期から積極的であった。藩費による医学稽古が一八世紀中頃から制度化されており、藩（国家）による医師養成が進んでいたことも先進的であった。これが医業免札制度によって開業医免許制度を実施することとなり、医師の国家試験制度の先駆となった。種痘（牛痘種法）を全国で最初に成功し、藩費による地域普及のためのシステムをつくりあげたことにより、我が国医療史に多大な貢献をした。藩営医学校好生館での漢方医禁止による本格的な西洋医学研修、我が国最初の体系的ドイツ医学教育などが、我が国近代医制のドイツ医学導入や医制、薬事制度の創設に大きく影響したことが判明した。先進性をキーワードに佐賀藩の医学史をたどることは、我が国近代医学の形成における先駆的な業績を明らかにすることともなった。

主要参考文献

厚生省医務局『医制百年史』ぎょうせい、一九七六年
『鹿島藤津医会史』鹿島医会、一九八七年
『佐賀県近世史史料第一編第十一巻』佐賀県立図書館、二〇〇三年
図録『海外交流と小城の洋学』佐賀大学地域学歴史文化研究センター、二〇〇七年
青木歳幸「医業免札姓名簿」佐賀大学地域学歴史文化研究センター研究紀要第三号、二〇〇九年
青木歳幸・野口朋隆・田久保佳隆編『小城阪日記にみる近世佐賀医学・洋学史料（前編）』佐賀大学地域学歴史文化研究センター、二〇〇九年
青木歳幸「小城藩医の医学稽古」佐賀大学地域学歴史文化研究センター、二〇一〇年
図録『小城の医学と地域医療』佐賀大学地域学歴史文化研究センター、二〇一一年
青木歳幸『江戸時代の医学』吉川弘文館、二〇一三年
青木歳幸『伊東玄朴』佐賀城本丸歴史館、二〇一四年
『上村病院二五〇年史』医療法人春陽会うえむら病院、二〇一五年
武田科学振興財団杏雨書屋『曲直瀬道三と近世日本医療社会』武田科学振興財団、二〇一五年
佐賀医学史研究会『佐賀医人伝』佐賀新聞社、二〇一八年
青木歳幸・大島明秀・W・ミヒェル『天然痘との闘い——九州の種痘』岩田書院、二〇一八年

あとがき

　私が、信州から佐賀大学地域学歴史文化研究センター（以下、センター）に赴任したのが、平成一八年（二〇〇六）春のことであった。センターは、考古学、地域史・史料学、国文・文献学、洋学・思想史の四研究部門からなり、二一世紀の新たな学問体系としての地域学の創出、医文理融合の学術研究の推進、佐賀大学所蔵資料の整理・研究・公開を目的として新設された。

　私は、この洋学・思想史研究部門の専任教授として、開館準備にあたるとともに、佐賀大学附属図書館所蔵の小城鍋島文庫の研究・資料整理をすすめ、平成一九年（二〇〇七）に、小城市との交流事業である『海外交流と小城の洋学』企画展を開催し、図録を刊行した。平成二一年には、『小城の医学と地域医療』企画展を実施し、図録を刊行した。

　小城鍋島文庫の数十冊にのぼる小城藩の日記から医学・洋学史料を抄出し、『「小城藩日記」にみる近世佐賀医学・洋学史料〈前編〉』（二〇〇九）と『同〈後編〉』（二〇一〇）を翻刻し、小城藩の医学稽古の実態や蘭学者吉雄《よしお》耕牛《こうぎゅう》門人らの発掘、牛痘種法の小城藩領での実施状況などを明らかにした。

　佐賀の医学史研究においては、前山隆太郎氏ら先駆的な地元研究者に導かれて、佐賀医学史研究会を立ち上げた。医学史研究会会報は、平成二〇年（二〇〇八）一月三一号を第一号として、一二三号まで、ほぼ一カ月に一号ずつ定期的に刊行してきている。佐賀医学史研究会にとっての大事業は、平成二一年に、第一一〇回日本医史学会学術大会佐賀大会を、佐賀県医師会や佐賀大学などの共催を得て、開催したことである。このとき会員・参加者に配布した「佐賀医史跡マップ」は好評で、のちの『佐賀医人伝』へとつながった。

平成二四年（二〇一二）に『江戸時代の医学』（吉川弘文館）で全国的な江戸時代医学史をまとめ、平成二六年には『伊東玄朴』（佐賀城本丸歴史館）で、神埼出身蘭方医伊東玄朴を軸に、佐賀藩の西洋医学への展開を描いた。平成二七年には、『上村病院二五〇年史』（医療法人春陽会うえむら病院）において、佐賀藩の医学教育を概観した。平成二八年には、「佐賀藩における西洋医学の受容と展開」（『幕末佐賀藩の科学技術』下、岩田書院）を発表し、翌平成二九年には、佐賀医学史研究会の仲間らと『佐賀医人伝』（佐賀新聞社）を刊行した。佐賀で活躍した明治生まれまでの医人一二六人の略伝集である。これは全国的にも類書がなく大好評で発売以来、一年でほぼ三〇〇〇部を発売し、翌平成三〇年には新たに発掘した一四人の医人を加え、一四〇人もの医人を紹介した『佐賀医人伝』第二版を刊行した。

本書は、このように仲間に支えられて歩んできた私の佐賀藩医学史研究の集大成的なものを意図した。とはいっても史料に引きずられて生硬な文章になっていたり、読みにくさもあろうと思う。力量の不足を感ずるが、本書を手にとって、佐賀藩医学史の世界を散歩して、近代医学の基礎を築いた先人たちの思いを感じていただければ、筆者の望外の喜びである。

平成三一年（二〇一九）二月吉日

青木歳幸

青木歳幸（あおき・としゆき）
1948年生まれ。佐賀大学地域学歴史文化研究センター特命教授。日本医史学会理事。
【主要業績】
『江戸時代の医学』（吉川弘文館、2012年）
『伊東玄朴』（佐賀大学本丸歴史館、2014年）
『佐賀医人伝』（共著、佐賀新聞社、2017年）
『天然痘との戦い――九州の種痘』（岩田書院、2018年）

佐賀学ブックレット⑦
佐賀藩《さがはん》の医学史《いがくし》

■

2019年3月29日　第1刷発行

■

著者　青木　歳幸
発行者　佐賀大学地域学歴史文化研究センター
〒840-8502　佐賀市本庄町1
電話・FAX　0952（28）8378
制作・発売　有限会社海鳥社
〒812-0023　福岡市博多区奈良屋町13番4号
電話 092（272）0120　FAX 092（272）0121
http://www.kaichosha-f.co.jp
印刷・製本　大村印刷株式会社
［定価は表紙カバーに表示］
ISBN978-4-86656-047-2